上海市计划生育与生殖健康学会

上海交通大学医学院附属国际和平妇幼保健院

上海市围生保健技术发展报告

主编 程蔚蔚

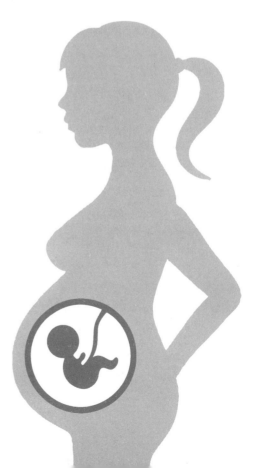

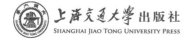

上海交通大学出版社

SHANGHAI JIAO TONG UNIVERSITY PRESS

内容提要

　　《上海市围生保健技术发展报告》内容包含两大部分,上篇为综合报告,记述了新中国成立前至今上海市围生保健技术发展的历史与概况;第二部分为专题报告,包括多哈理论与人类健康、分娩适宜技术的开展、孕期保健策略、产前诊断技术的发展、胎心监护的历史与发展、围生期心理保健、产时产后保健以及新生儿疾病筛查等内容。本书资料翔实,结构合理,具有较强的实用性与参考价值。

　　本书可供妇产科、儿科临床医生学习参考,也可供相关政府机构、科研院所研究参考。

图书在版编目(CIP)数据

上海市围生保健技术发展报告/程蔚蔚主编. —上海:上海交通大学出版社,2020
ISBN 978 - 7 - 313 - 22797 - 3

Ⅰ.①上⋯　Ⅱ.①程⋯　Ⅲ.①围产期-妇幼保健-技术发展-研究报告-上海
Ⅳ.①R715.3

中国版本图书馆 CIP 数据核字(2019)第 294825 号

上海市围生保健技术发展报告
SHANGHAI SHI WEISHENG BAOJIAN JISHU FAZHAN BAOGAO

主　　编:程蔚蔚
出版发行:上海交通大学出版社　　　　　　　地　　址:上海市番禺路 951 号
邮政编码:200030　　　　　　　　　　　　　电　　话:021 - 64071208
印　　制:上海景条印刷有限公司　　　　　　经　　销:全国新华书店
开　　本:710mm×1000mm　1/16　　　　　印　　张:13.25
字　　数:234 千字
版　　次:2020 年 3 月第 1 版　　　　　　　印　　次:2020 年 3 月第 1 次印刷
书　　号:ISBN 978 - 7 - 313 - 22797 - 3
定　　价:58.00 元

编　委　会

主　编　程蔚蔚
副主编　陈　焱
编　委　（按姓氏笔画排序）

王丽萍　田国力　刘晓媛　张丽君
陈　焱　陈淑芳　范建霞　周　晔
周雷平　金　焱　赵欣荣　顾　玮
钱　卫　黄　群　程蔚蔚

序 言

　　《上海市围生保健技术发展报告》即将完稿出版，内心非常高兴和激动。作为亲身经历上海市围生发展整个历程的老医生，回想我们走过的路，一件件往事历历在目，百感交集。当年的上海还没有现在这么发达，医院环境、医疗设备都非常简单。我们下工厂、下农村，从动员孕妇住院分娩做起，听胎心用的是木听筒，对着表数胎心率多少次，没有胎心监护仪，没有产科超声。随着我国经济的发展，医疗技术得到快速发展，高学历的医生多了，专业的护士多了；医院规模大了，病房宽敞了；产房手术室设备越来越先进，超声检查也是三维、四维的了，出生缺陷诊断已达到基因水平。政府还设有专门的管理机构和全市孕产妇保健网络，真羡慕当今的好时代！

　　医学模式的转变推动了产科服务模式的改变，从孕期母胎保健到出生后的儿童保健都上了新台阶，人性化服务已落到实处。但无论技术设备多么先进，围生保健工作还是需要人去做的。上海各行各业的发展，历来都是走在全国前列，《上海市围生保健技术发展报告》总结了上海围生保健发展的历程，不忘历史，以让年轻一辈传承好；不忘初心，让我们为妇幼保健事业做出更大的努力和贡献。

庄留琪

2019 年 10 月

Contents

目 录

上篇 综合报告

下篇 专题报告

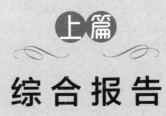

上篇

综合报告

第一章

概　　述

　　我国围生保健发展正好经历了国家政治经济发展最关键的时期,上海作为中国经济、文化、教育和卫生的中心城市之一,卫生发展始终是走在全国的前列。围生保健不仅仅伴随着医学的发展而发展,它的兴起与发展也与地区经济发展水平密切相关,上海经济的高速发展及与海外科技教育交流的逐步深入,围生医学进入快速发展阶段。回顾历史是为了总结走过的历程,总结已取得的成就;也是为了明确还需努力的目标,制订今后的发展方向。

　　围生期(perinatal period)是指围绕孕妇分娩前后或胎儿出生前后的一段时期,在国际上尚未统一标准,目前有 4 种围生期计算方法。围生期Ⅰ,指妊娠满 28 周(胎儿或新生儿出生体重达到或超过 1 000 g)至产后 7 天;围生期Ⅱ,指妊娠满 20 周(胎儿或新生儿出生体重达到或超过 500 g)至产后 7 天;围生期Ⅲ,指妊娠满 20 周(出生体重达到或超过 500 g)至产后 28 天;围生期Ⅳ,指胚胎形成至新生儿出生后 7 天。欧洲大多数国家采用围生期Ⅲ的标准,并逐步采用围生期标准来计算围生儿死亡率,美国采用围生期Ⅱ为标准。WHO 及国际妇产科联盟(FIGO)推荐围生期Ⅰ为标准。1981 年全国围生医学学术会议决定我国采用围生期Ⅰ的标准。

围生期概念的限定强调了妊娠后期、分娩过程和新生儿早期3个阶段,突出了生命早期质量的重要性。在这阶段中的胎儿和新生儿则称为围生儿,由于孕龄满28周分娩的新生儿一般都能存活,而新生儿出生后一星期内的死亡率最高,围生儿很容易受到胎内、分娩过程中及出生后各种因素的影响而患病,甚至死亡。所以围生儿死亡率(perinatal mortality rate,PMR)作为围生保健工作的评价指标,是衡量一个国家和地区妇幼卫生工作质量的重要指标,也是评估一个国家或一个地区经济发达程度的重要指标。

围生保健的范畴:围生保健(perinatal health care),过去的概念是从孕晚期开始,围绕分娩前后对孕产妇和胎婴儿进行监测预防保健,现代观念是从怀孕开始就要对母亲、胎儿以及新生儿进行的一系列保健措施,甚至婚前保健和孕前保健都与其有关。

婚前保健的目的,就是要了解男女双方是否适合婚配;是否有遗传性疾病或遗传性家族史;有无其他急、慢性疾病;生殖器官是否正常等。而孕前保健的目的就是要指导男女双方规避对怀孕有害的风险,尤其是需要使女方在身体、心理和环境等达到最佳状态时才怀孕。如对于有长期接触有害物质或因慢性疾病需长期服药治疗者,需指导备孕者调整用药的种类或剂量,纠正不良的生活方式,以减少高危妊娠的发生。

孕期保健是指从受精卵形成到胎儿足月分娩,可以通过各类指标筛查胎儿器官发育情况,以了解胎儿生长发育的情况,及早发现异常。如存在严重先天性畸形,可及时终止妊娠,以防止严重残疾儿的出生;同时,对孕妇进行妊娠相关疾病的预测、预防和管理,预防妊娠晚期的并发症,对原有疾病进行合理治疗和监测,为孕妇顺利度过妊娠晚期并顺利分娩打下基础。

产时保健是指分娩与接产时的各种保健及处理,这段时间很短但很重要。通过了解产妇的妊娠过程,全面评估、严密观察产程,认真施行科学接生,重点做好"五防、一加强",即防难产、防感染、防产伤、防产后出血、防新生儿窒息;"一加强"是加强对高危妊娠的产时监护和产程处理。

产褥期保健,一是住院期间产褥早期保健,应注意产妇身体的一般情况,注意预防产后出血、指导母乳喂养;二是分娩后至产后42天的保健,即中国风俗的"坐月子",关键是产妇身体的恢复、母乳喂养和新生儿的护理。

新生儿的保健是指出生时呼吸道清理、脐带护理、吸乳情况、体重观察,对新生儿采取各种监护措施及护理,预防和治疗新生儿常见病,降低新生儿发病率和死亡率。新生儿的保健还包括新生儿筛查。新生儿筛查是一种确认新生儿先天性疾病的系统,目的在于及早发现先天性疾病,并尽可能给予医疗干预,改善预后,提高整个人群的健康水平。

哺乳期保健是指产后产妇用自己乳汁喂养婴儿时期的保健。哺乳期保健的中心任务是保护、促进和支持纯母乳喂养,哺乳期用药指导以及避孕指导。

孕产期心理保健近些年越来越受到重视。研究报道我国产后抑郁的发病率上升明显,如不及时加以注意可能造成家庭破裂、孕产妇自杀,或影响对婴幼儿的抚育及早期教育,直接威胁着社会安定和优生优育政策。

孕期、产期、产褥期等特殊生理时期,各有特点和不同的保健要求,每一时期的保健工作质量相互关连、互相影响,不仅直接影响母亲和新生儿的健康,而且还可以影响第二胎的孕期保健。为了保证母亲和新生儿的安全、健康和优生,所以目前围生期保健应从备孕期开始,自确诊妊娠起就应进行积极监护和研究,针对在围生期可能发生的问题,进行预防和治疗。鉴于围生保健的特点,做好围生保健工作需要多学科结合,如产科、营养科、儿科和妇幼保健科相结合,临床和预防相结合,专业技术和行政管理相结合。围生保健技术涉及医学基础学科、预防医学、临床、医技等多个学科领域,例如生理学、药理学、遗传学、妇产科、营养科、儿科、内科、影像学、麻醉学、外科、病理学、精神心理等。

围生医学 国外围生医学开展较早,美国 1976 年由医学会、妇产科学会及家庭医生学会成立了围生期保健委员会。20 世纪 70 年代末围生医学引入我国。围生医学将孕产妇和胎儿视作一个整体,重视胎儿生理和病理的研究,改变了过去以孕妇为中心、胎儿为孕妇体内的寄生物的观念,提出胎儿也是一个个体,更注意胎儿的健康素质,围生医学是研究母胎健康安全的一门学科,其研究目的是提高孕产妇和胎婴儿的健康水平、提高出生人口素质。它不但关系到母亲的安全、妊娠的结局,也关系到出生人口的素质和人类的健康水平。

围生期保健是指围绕妊娠和分娩前后,以保护母婴安全、提高出生人口素质为目的,对孕产妇和胎婴儿进行的一系列预防保健工作。它主要针对影响出生人口质量的各种不良因素,采取积极防护措施;对孕产妇、胎儿和新生儿进行统一的系统管理;对胎儿的生长发育和健康状况进行监测,以降低围生儿和孕产妇死亡率及远期伤残率为具体目标。围生期保健是围生医学的基础,高危妊娠管理是围生期保健的核心内容。

上海围生保健 1958 年,全市的妇幼保健网已经初步形成。在 20 世纪 50年代后期,本市逐步开展了孕期及产褥期保健,建立一些孕产期保健的工作常规和制度,提高住院分娩率;1978 年 7 月起在上海市区统一使用孕产妇系统保健联系卡(孕卡),这也是上海地区三级妇幼保健网建立的标志性成果。20 世纪爱婴医院的创建、围生医学的发展大大推动了围生保健技术的发展。医学模式的转变推动了产科服务模式的改变,树立了以人为本的服务理念,减少产程中不必要的医疗干预,严格控制计划分娩。提倡陪伴分娩、非药物性镇痛等措施,保护和支持自然分娩,减少并发症,保证产时母婴安全。

进入 21 世纪以来,随着国家经济和文化的发展,优生优育的观念越来越深入人心,如何提高人口健康素质,受到党和政府高度关注。2001 年 6 月 20 日颁布了《中华人民共和国母婴保健法实施办法》。该办法规定医疗、保健机构应当为孕产妇提供以下医疗保健服务。

(1) 为孕产妇建立保健手册(卡),定期进行产前检查;

(2) 为孕产妇提供卫生、营养、心理等方面的医学指导与咨询;

(3) 对高危孕妇进行重点监护、随访和医疗保健服务;

(4) 为孕产妇提供安全分娩技术服务;

(5) 定期进行产后访视,指导产妇科学喂养婴儿;

(6) 提供避孕咨询指导和技术服务;

(7) 对产妇及其家属进行生殖健康教育和科学育儿知识教育;

(8) 其他孕产期保健服务。

上海市卫生局于 2004 年 11 月 4 日发布《关于进一步加强本市产科质量管理工作通知》,建立上海市产科质量管理中心办公室,以加强全市产科质量管理,规范产科医疗行为。2011 年上海市人民政府关于印发《上海妇女发展"十二五"规划》和《上海儿童发展"十二五"规划》,规划要求:加强全市妇幼卫生体系建设,加强妇幼保健机构建设,加强孕产期妇女保健,健全危重孕产妇抢救网络,加强流动人口孕产妇定点分娩机构建设,加强出生缺陷防治工作,系统开展婚前保健、孕前保健、产前筛查、新生儿疾病筛查等基本的妇幼保健免费服务项目。再次从政府层面强调当今围生保健的内容和要求。2011 年上海市卫生局制定了《上海市母婴保健专项技术服务管理办法(2011 版)》。

近年来,上海市为降低孕产妇死亡率与围生儿死亡率,切实保障母婴安全,从体制和机制上着手,全力推进危重孕产妇抢救的网络建设、人才培养和组织管理,建成了五个孕产妇危重抢救中心和五个新生儿抢救中心,有效降低了孕产妇死亡率和围生儿死亡率。随着国家生育政策的调整,生育人群结构的变化,结合《上海市妇女健康服务能力建设专项规划(2016—2020 年)》和《上海市儿童健康服务能力建设专项规划(2016—2020 年)》,修订形成了《上海市母婴保健专项技术服务管理办法(2016 版)》,并于 2017 年成立了上海市母婴安全专家委员会、上海市产科保健与临床质量控制中心和上海市新生儿临床质量控制中心。着力加强对妇女、儿童等重点人群的服务,完善服务体系,强化精准管理,优化全程服务,不断健全督导评估制、定期通报制、问责奖惩制等制度措施,确保母婴安全各项任务和指标全面落实、巩固和优化。相应地上海市孕产妇死亡率逐年降低,2017 年孕产妇死亡率为 3.7/10 万,达到了国际先进水平,国家卫计委把上海母婴安全管理的成果和经验向全国进行了推广。

综上所述,上海围生保健工作开始于 20 世纪 50 年代,本报告系统地回顾了60 年来上海市围生保健技术的发展历程,总结了各类围生保健技术的发展应用,希望能为致力于围生保健工作的人士了解上海围生保健技术发展提供参考,也希望能为政府相关部门制定今后围生保健政策、发展目标和研究项目提供参考。

本报告撰写过程中得到许多前辈的支持,热心提供了她们个人珍藏的资料和回忆。但有些因年代已久,有些资料难免遗失不全,如有遗漏或瑕疵,敬请同行批评指正。

特别致谢已故国际和平妇幼保健院老院长陈美朴先生,原上海妇幼保健所所长华嘉增先生,两位老人都是跨越近一个世纪的人,也是国内和上海第一代围生保健专家。她们耐心回忆、找寻自己珍藏的手稿,对本报告完成做出巨大贡献,在此对她们表示最深厚的敬意。还有国际和平妇幼保健院庄留琪主任,虽然年事已高仍时刻关注妇幼事业发展。她谆谆教导:"我们要总结出来上海的计划生育保健和围生保健是如何发展的,总结也是为了更好地发展。"此报告如没有她的支持和指导,也不可能完成。她们永远都是我们妇幼人学习的榜样!

（程蔚蔚）

第二章

上海围生保健技术的发展

一、中华人民共和国成立之前

在旧时的封建迷信观念中,妇女的社会地位低下,尽管怀孕生育是家族传宗接代的大事,但是分娩依然被看作是肮脏的事情,见不得人。没有母婴保健的概念,没有产前检查,接生多为自生自接,或由婆母、邻居中的年长妇女帮助,或请产婆(亦称老娘婆)接生。

旧式接产的情形是相当原始的,分娩不能在干净的居室和干净的床上进行,产妇坐在柴草上或草木灰上进行生产,更没有消毒的概念。产婆的手不清洗就伸入产妇的阴道,检查胎头位置估计分娩情况。对脐带的处理,一般就用家里的剪刀剪断,或者砸碎一个碗取碎碗片割断,或用烧红的铁铲烫灼脐带断端。脐带一般留一尺长,打结后盘起,撒上香灰、松花粉或艾绒,再用布包裹,7 天后打开。对胎盘的处理,就是用力牵拉。如遇胎盘滞留,产婆就用手伸入阴道甚至伸入子宫去掏取,导致产妇发生大出血、子宫内翻、严重感染等情况。

在这样的条件下,即使顺产,新生儿破伤风的发生率和产褥感染的发生率也相当高。如遇难产,产妇发生大出血、严重感染等问题就更加突出;难产导致新生儿窒息和死产的问题也非常严重。因此,由于分娩而导致的母婴死亡率相当高,俗话形容为"儿奔生,娘奔死"。1949 年上海市的孕产妇死亡率为 320/10万,婴儿死亡率为 120‰～150‰。孕产妇死亡的原因主要是产后出血、产褥感染和难产;新生儿死亡的原因主要是破伤风感染和早产。

为了摆脱旧式接产的落后状况,国内最早的培养助产护士的学校是 1908 年在天津开办的北洋女医学堂,天津的妇女在国内率先告别了"接生婆"时代。1929 年,北京国立第一助产学校和附属产院创立;1933 年,南京中央助产学校创立;以后在全国相继建立了助产学校 60 余所。上海到 20 世纪 20 年代后期,才有助产师为中国妇女接生。直到 1949 年,全上海只有一个市立妇婴保健院、一个市立产院以及一些私立产院,绝大多数的妇女分娩还是由旧式产婆接生的。

二、1949—1970 年

(一) 推广新法接生

中华人民共和国成立后,我国的妇幼卫生和母婴保健工作得到了政府的高度重视,1950 年卫生部即提出将"改造旧式接产,推广新法接生"作为全国妇幼卫生的首要任务。上海市围绕这一中心任务,大力发展妇幼保健机构,建立妇幼保健队伍。1949 年成立"上海市妇幼卫生委员会",1951 年扩大改组为"上海市妇幼保健委员会",到 1958 年,全市的妇幼保健网已经初步形成。在此期间开展了大量的培训和宣传工作,新法接生率 1950 年为 46.5%,到 1958 年已经达到 98.8%。

1. 培训接生员

本市的重点工作是抓对旧产婆的改造,在 1950—1954 年间由妇女保健站负责,分期分批将产婆以乡为单位集中培训。主要内容是"一躺三消毒",即让产妇躺着分娩,接生者的手、产妇的外阴和接生用的器具都要严格消毒。让产婆遵守接生守则,实习新法接生至少 10 次,考核合格后成为接生员。

接生守则有"五要五不要",即接生前要剪指甲、洗刷双手;接生时要清洗和保护产妇的会阴;要用煮沸消毒的剪刀断脐,用消毒绳及敷料包扎脐带;要用硝酸银眼药水为新生儿滴眼;要在脐带脱落后为新生儿接种牛痘疫苗。不要做阴道检查;不要硬拖拉胎儿;不要用不干净的剪刀、器材断脐;不要牵拉脐带;不要遇到难产不及时转院。

在 1954 年对全市的接生员进行全面整顿,经考核评出 3 个等级。丙级给予补课,对年老、体弱、坚持旧式接生者予以淘汰。

2. 制作接生包

为预防新生儿破伤风的发生,为船民、农村边远地区的农民制作简易接生包,接生包内的主要物品有消毒的断脐用刀片、结扎脐带的线和包脐带的纱布与绷带,包装外有彩色的使用方法示意图。

3. 广泛宣传

市卫生局组织医院、产院、保健院、助产师学校以及妇联和工会举办大规模妇幼卫生展览,并以各种形式的文娱活动开展宣传教育,使群众知晓旧式接生的危害和新法接生的好处。

4. 培训助产员

从 1962 年后,在农村地区开始培训年轻有文化的妇女成为助产员,以接替接生员。先在妇幼保健所接受业务培训,再去医院学习接生,并学会产前检查、会阴缝合、产后访视及护理技术。助产员工作遇疑问,由卫生院负责帮助解决。以后,部分助产员被继续培训为大队卫生员,对于稳定和提高助产队伍具有积极意义。

5. 建立农村简便产院

为了推动新法接生和住院分娩,1958 年在郊县将接生员组织起来,设立了 539 所简便产院,每个产院有 4～10 张床位。至 1960 年增加为 1 669 所,1962 年后相继调整撤销,接生员仍分散到村或大队。

(二) 孕产期系统保健

1949—1958 年 10 年间,新法接生在本市已经得到普及,新生儿破伤风基本消灭,产褥感染显著下降。导致孕产妇死亡的主要原因转变为子痫、胎位性难产及产后出血,因此孕产妇保健工作的重点相应地转变为普及产前检查、预防胎位性难产和防治妊娠中毒症(现定义为妊娠期高血压、子痫前期、子痫)。在 20 世纪 50 年代后期,本市逐步开展了孕期及产褥期保健,提高住院分娩率;60 年代初期,以提高产科质量为重点;1966—1977 年间,各项孕产期保健的工作常规和制度遭受破坏;1970 年代后期才恢复强调孕产期系统保健,并在此基础上开展了围生期保健工作。

1. 产前检查

1958 年市区已经规定了产前检查的具体要求,即孕妇从孕 5 月开始登记初次产前检查,每个孕妇去产前门诊检查平均 8 次。在医院产前检查发现有异常的孕妇,医生一方面积极治疗处理,一方面发联系单通知孕妇居住地的街道医院妇幼组,进行家庭访视和指导。郊县农村开始是由妇幼保健所在生产队设产前检查巡回站,定期下乡做产前检查,到 60 年代以后培训助产员进行产前检查。在"十年内乱"期间,各区县妇幼保健所被撤销,各项孕产妇保健工作均受到冲击和破坏,直至 1978 年才得以恢复。

1978 年 7 月起,本市市区使用统一的孕产妇联系卡(孕卡)。妇女在孕 12～16 周期间去户口所在地的街道医院妇幼组登记建卡,然后凭孕卡去居住地的指定医院做产前检查。医院将每次产前检查的要点和分娩的情况记录于孕卡,待到住院分娩以后产妇出院时,医院将此孕卡交给区妇幼保健所收回。区妇幼保健所的妇保医生再将此孕卡转至产妇居住地的街道医院妇幼组,由街道医院的妇保医生根据孕卡记载的母婴信息进行产后访视,并督促产妇在产后 6 周去接产医院做产后检查。产后访视完成后,街道医院妇幼组将孕卡交给区妇幼所,供孕产期保健信息管理使用。通过对孕卡的发放、记录、运转、回收、统计分析,对孕妇产前检查工作起到了及时总结经验、不断促进提高的作用。这个方法加强了孕产期保健工作的连贯性和系统性,后来在全国范围内得到广泛的推广应用。

初次产前检查的内容:按照孕卡和产前检查卡的要求逐项完成并填写记录。首先询问病史,包括一般人口学特征、联系方式、月经史、生育史、过去史、家族史、手术史、过敏史、孕期特殊情况等,计算预产期。然后进行体检,测量身高、体重、血压,全身一般体检、腹部产科检查(宫底高度、腹围、胎位、胎心)、骨盆外测量以及阴道检查。医学检验项目主要有血常规、尿常规、阴道分泌物常规、梅毒筛查等。

产前检查复诊的内容:询问前次检查以来的生活工作情况;测量体重、血压、尿常规;腹部产科检查。如发现异常予以及时处理。

2. 建立难产转诊制度

对于危及母婴生命的难产,接生员和助产师没有能力处理时需要转送有条件的医院。本市在 1953 年实行《疑难孕产妇转院分工负责制》,指定市区 13 所医院接受基层医院转送的异常产妇。1957 年全市实行划区医疗,建立了妇幼保健三级网络,一级机构为基层妇幼保健站,负责 1～2 个街道或 1 个乡的孕产妇;二级机构为区、县级医院的产科,负责该区、县规定范围的孕产妇,接受一级机构的转诊、会诊和培训工作;三级机构为市级医院的妇产科和市级妇幼专科医院,负责所在区域规定范围的孕产妇,接受指定的区级医院的转诊、会诊和技术指导工作。基层医院在产前检查中发现有异常情况或在产程中发生危及母婴健康的问题,可以及时与对口的上级医院联系会诊与转诊;经适当处理后恢复正常的孕产妇也能够转回原基层医院继续妊娠与分娩。各区、县的妇幼保健所在其中起协调作用,以保障异常孕产妇能够及时转入上级医院,得到妥善处理;也将正常孕产妇平均分散至所在地段各级机构分娩,合理使用产科的床位和人员力量。这个工作制度一直沿用至今,日臻完善。

3. 产后访视

我国有产后"望三朝"的习俗,在推广新法接生时,要求接生员对产妇和新生儿进行产后访视,直到脐带脱落并接种牛痘疫苗为止。以后,建立了产后三访制度,逐步延长了访视时间,充实了访视内容。市区住院分娩的产妇,由街道医院妇幼组的医护人员根据孕卡的信息上门访视,随访产妇的康复情况,指导产褥期卫生保健,观察新生儿的生长发育情况,指导新生儿喂养与护理。

4. 卫生宣教制度

在20世纪50年代,全国各地都普遍开展妇幼卫生宣传活动,破除封建迷信思想和旧传统、旧习惯等种种陋习。组织孕妇学校,宣传怀孕和分娩的科学道理,普及孕产期保健知识,讲解住院分娩的好处。要求为孕妇讲解孕期各种注意事项如营养、活动、正常的生理变化等;分娩期的各种注意事项如临产的表现、产程中的饮食与休息、均匀深呼吸法等;产褥期的各种注意事项如个人卫生、母乳喂养、新生儿护理等。

5. 提高接产质量

从临产到胎儿胎盘娩出,在分娩过程中充满了挑战与危机。为保障母婴在产时的安全与健康,主要措施是提倡住院分娩,提高接产技术,强调"五防",即防滞产、防感染、防出血、防产伤、防新生儿窒息。

本市从50年代起鼓励孕妇住院分娩,当时产科的床位少,人员力量严重不足。市卫生局着手组建全市的妇幼保健机构,首先将社会上的开业助产师及少数妇产科医生按合作化的形式组织起来,成立联合妇幼保健站,一般由3~4人组成,房屋、家具、接生器械等均为自筹。1950年成立4个,1957年发展到101个,于1958年并入街道医院或卫生院,成为街道医院的妇幼组,这些都属于基层的妇幼保健机构。1958—1960年在郊县农村建立了1 669所农村简便产院。1956年后市卫生局又将设产科的私立医院经过并编调整为19个区县级产院。市级的妇幼保健机构原来仅有一个,即1947年建于虹口区的市立妇婴保健院,于1953年改名为上海市第一妇婴保健院,接受全市范围转送来的难产孕产妇,但显然不能够满足需求。1951年位于南市区的私立西门妇孺医院更改为上海第一医学院附属妇产科医院;1952年中国福利会的两个保健站合并成立国际和平妇婴保健院;至此,形成了3个市级的妇幼保健机构。至1965年底,市区的住院分娩率达到95%。

提高接产技术的"五防"措施,防滞产主要是推广使用产程图,观察产程进展,有利于早发现异常情况如产力不足、头盆不称,便于及时处理,消灭滞产及其并发症,如产妇尿瘘和胎儿宫内窒息等。防感染主要是产前检查的卫生宣教和接生过程的无菌操作,防治孕妇的生殖道感染,严格执行产房的消毒隔离制度,防止产褥感染和新生儿破伤风。防出血主要是加强产后出血的预防,产前检查中注意纠正贫血,发现有潜在出血风险因素的适当提前住院,临产前做好输血和抢救的准备工作,胎儿娩出后及时应用子宫收缩剂,正确处理第三产程,产后常规阴道检查以及时处理软产道损伤,密切观察产后子宫缩复情况。一旦发生产后出血,及时给予输血输液,同时针对出血原因治疗,力争减少出血量,减轻继发损害。防产伤包括严密观察产程和规范接生手法,正确估计胎儿方位和头盆关系,避免分娩过程中产妇的产道损伤和新生儿的损伤。防新生儿窒息,则要求在胎儿娩出后首先清除新生儿口鼻中的羊水和黏液,然后才能刺激呼吸,如有胎儿宫内窘迫应尽快结束分娩过程,缩短胎儿缺氧时间,减轻缺氧损害。

6. 防治妊娠期并发症

最常见的危害母婴健康的妊娠期并发症是妊娠期高血压、子痫前期、子痫,这些疾病严重损害孕产妇的健康,甚至危及生命,也是引起早产、死胎、新生儿死亡的主要原因之一。在 1960 年代初期,防治这一疾病成为一项重点工作,妇幼保健与妇产科的技术力量联合行动,逐步推行了几项措施:①重视产前检查质量,力求早期发现及时处理。孕 5 月必须开始产前检查,发现血压升高、体重快速增加、蛋白尿者,积极干预,加强随访,要求医院与孕妇居住地妇幼组建立密切联系。医院发现此类异常孕妇,除了给予治疗并定期检查,还应发联系单通知妇幼组做家庭随访,妇幼组将这些高危对象专册登记并上门访视。反之,妇幼组的产前检查门诊发现有此类异常孕妇,也应及时转诊至挂钩的上级医院治疗。②建立诊疗常规,力求给予积极有效的治疗,适时终止妊娠,产后全部做随访。③健全三级妇幼保健网。基层第一线发现早期孕妇,掌握基础血压和体重,推行孕妇联系卡。区县妇幼保健所抓住子痫的汇报,应组织妇幼保健及妇产科医生做病例讨论,总结经验教训,提高防治水平。

随着产前检查的普及,鼓励住院分娩和对孕期并发症的积极防治,子痫的发生率明显下降,1949 年为 0.63%,到 1961 年已下降为 0.11%。

7. 新生儿保健

新法接生使新生儿感染性疾病明显下降,早产便成为新生儿死亡的主要原因,占 60%。因此,在孕妇保健中的一个重点是预防早产,及时处理各种可能引起早产的情况。同时也注重早产儿的保育措施,条件好的医院由专职儿科医生负责新生儿工作,逐渐发展成为新的学科——新生儿科。1958 年市妇婴保健院成立了早产儿寄养所,以解决全市早产儿养育问题,以降低早产儿死亡率。

到1960年代,新生儿学科有较大的发展。新生儿窒息抢救技术得到研究改进,新生儿出生时应用Apgar评分法评估生命体征,在产房内备有新生儿窒息抢救设施如新生儿喉镜、气管插管以及药品。新生儿溶血病的诊治水平也得到明显提高,新生儿溶血所导致的死亡及核黄疸等后遗症显著下降。

三、20世纪70—90年代中期

围生医学兴起于20世纪60年代,在70年代逐步发展形成的一门学科。围生医学将孕产妇和胎儿视作一个整体,研究孕妇和胎儿、婴儿的生理和病理,以保障妇女健康,胎儿正常发育,新生儿健康成长。围生医学改变了过去以孕妇为中心,胎儿为孕妇体内的寄生物的观点,更注意胎儿的健康素质,更重视胎儿生理和病理的研究。本市从1977年起开展围生保健工作,以母儿统一管理的围生期保健取代过去以母亲为主的孕产期保健,进入了母婴健康保护的新阶段。

(一)围生保健的定义

在我国,围生期的定义是从妊娠28周开始至产后第1周末,围生保健是在孕产妇系统保健的基础上,运用围生医学的观点,采用围生医学的新技术对母儿进行全面管理,以保障母婴平安,降低出生缺陷的发生。

(二)围生保健的内涵

鉴于围生保健的特点,做好围生保健工作需要妇产科、儿科与妇幼保健工作相结合,临床和预防相结合,专业技术和行政管理相结合的多学科协作。本市的围生保健工作,将围生期的医疗和保健工作兼行并举,一方面逐步在具备条件的医学院附属医院及市级专科医院建立产前诊断和遗传优生咨询中心,探索发展围生诊断和监测技术;另一方面充分发挥三级妇幼保健网络的质量管理功能,宣传普及围生保健知识和围生监护方法,提高专业队伍技术水平,包括妇产科和儿科人员的临床技能,以及妇幼保健人员的社区预防保健技能。

(三)围生保健技术

围生保健的监测、诊断、干预等技术措施涉及医学基础学科、预防医学、临床、医技等多个学科领域,例如生理学、病理学、卫生学、遗传学、影像学、妇产科、儿科、内科、外科、精神卫生等。在此回顾一下围生保健中常用的技术。

1. 早期开始孕期保健

从妊娠12周开始孕期保健,以实现早建卡、早诊断、早评分、早指导的目标。定期产前检查,记录孕妇的健康状况,以及时发现妊娠并发症的征象;记录妊娠图,以观察胎儿生长发育速度。通过评分,对于一般正常孕妇和具有高危因素的孕妇做分类指导与处理,建立高危孕妇管理制,特殊病例给予重点观察,使进入妊娠晚期的高危孕妇处于可控状态,一旦病情变化能够及时得到妥善处理。

健康教育是孕期保健的一项重要内容,通过各种形式的宣教,提高育龄群众的孕产保健知识水平,比如早期防畸形、中期营养与健身、晚期自我监护和并发症防治等健康生活常识,同时教育夫妇共同实行孕期家庭自我监护。

2. 高危孕妇管理

由本市妇女保健所制定《高危妊娠评分标准》及《高危孕妇登记》等管理制度。在 1980 年代,将高危因素分为固定因素与动态因素两类,并按其严重程度分成 5 分与 10 分两级。1992 年起,修订后的高危评分表将高危因素分为五大类,包括基本情况、异常妊娠分娩史、妊娠并发症、环境及社会因素,并按其严重程度分为 A、B、C 三级,其中 A 级为一般高危,每项 5 分;B 级为中度高危,每项10 分;C 级为重度高危,每项 15 分。

3. 产前筛查和产前诊断

一般在妊娠中期开展,通过血液检测和超声检测方法,能够筛查比较明显的胎儿发育缺陷。在产前诊断中心,可以在妊娠早期开始做唐氏综合征以及其他染色体异常的筛查和诊断工作,在妊娠中期开展羊水细胞染色体检测。

4. 产前监护

胎儿在宫内的情况有多种监护方式,主要有生长发育监测(妊娠图),胎心监护,胎动计数,血液、尿液中雌三醇测定,胎儿心电图,超声检测等。

超声检测能够比较直观地反映胎儿在宫内的状况,如胎儿的发育情况,可以了解胎位、大小、形态、内脏、心脏搏动、肢体运动、胎儿生物物理监测、羊水量及性状、胎盘位置与厚度、脐动脉血流指数等。

过去曾经使用过,现在已经不常用的监护方法还有:羊水分析雌三醇含量、甲胎蛋白含量、肌酐含量、卵磷脂/鞘磷脂比例、淀粉酶、乳酸脱氢酶同工酶、胆红素、脂肪细胞等,羊膜镜,胎儿头皮采血做血气分析。

5. 产时保健

分娩是最为关键的一个环节,产程处理不当是导致围生死亡的首要原因。产时监护技术主要是密切观察,做好产程图和胎心监护,监测是否存在难产因素,是否存在胎儿宫内缺氧情况。

正确处理产程,可以提高分娩质量,避免新生儿产伤,预防并降低难产及产后出血;及时处理胎儿宫内窘迫,可以预防并降低新生儿窒息。做好"五防"工作,防滞产、防感染、防出血、防产伤、防窒息,是降低孕产妇死亡和围生儿死亡的关键步骤。

6. 产后保健

住院期间,在产后24小时内密切观察出血和子宫收缩情况。一般的保健指导包括营养、休息、会阴清洁护理、母乳喂养、健身操等。出院后由社区医生做产后访视指导。

7. 新生儿保健

新生儿出生后即使用Apgar评分,由专职医生做检查与评估。1981年开始新生儿代谢性疾病筛查,内容有甲状腺功能低下和苯丙酮尿症。如发现有出生缺陷,及时告知其父母,知情选择采取最适宜的处理措施。

8. 孕产妇死亡评审及围生儿死亡评审

本市实行三级评审制,当事医院院级评审;各区县级妇幼保健所每季度组织区级评审以及市级评审。分析死亡原因,医疗处理是否恰当,明确责任,总结经验教训,避免重蹈覆辙,促进共同提高围生保健的质量。

四、20世纪90年代中期至今

步入90年代以后,本市的围生保健进入了人性化、现代化服务阶段。随着城市建设的飞速发展,以及国家计划生育政策的调整,围生保健技术面临更多的挑战,如高龄孕产妇、夫妇双方都是独生子女的"双独家庭"孕产妇、流动人口的外来孕产妇以及合并各种疾病的孕产妇等情况,要满足她们不同的需求,提供温馨的、适宜的、个体化的医疗保健服务。在前20年工作基础上,近20年来围生保健技术又有了进一步拓展。各项围生保健技术的内涵均更加丰富,新的理论和新的技术越来越多地应用于临床实践,同时不断创新现代化的孕产期保健管理模式。

(一)改革产科常规,减少医疗干预

根据循证医学原则,以及世界卫生组织的指南,顺应妊娠和分娩的生理性。1980—1990年代,出现了过多的筛查及监护技术使用,但缺乏对检测结果的分析与判断经验,增加了假阳性诊断概率,对妊娠和分娩增加了不必要的干预,如胎儿宫内窘迫的过度诊断导致剖宫产率上升,计划分娩导致晚期妊娠催产、引产增加。近年来,降低剖宫产率及会阴切开率成为围生保健的目标管理内容,倡导分娩的适宜技术,减少过度的医疗干预,提高正常分娩比例,提高阴道助产技术能力。

（二）陪伴分娩与产时镇痛

导乐陪伴分娩是由有过生育经历、富有奉献精神和接生经验的女性指导孕妇的分娩。在孕产妇临产时,导乐给予产妇一对一的服务,解释每一阶段发生的情况,给产妇心理疏导和帮助放松的抚摸,密切观察产程,及时发现问题予以纠正,使整个产程在无焦虑、无恐惧,充满热情、关怀和鼓励的氛围中进行,顺利地自然分娩。这种分娩技术在 1990 年代引入本市,为了确保专业性,选拔优秀的助产师,经过导乐师培训课程训练上岗。导乐陪伴分娩有利于产妇树立自然分娩的信心和维护其自主权。

产时镇痛是用各种方法减轻分娩过程中的疼痛。我们提倡非药物性镇痛,避免药物对子宫收缩和胎儿的不利影响。非药物性镇痛法主要是心理调适准备,包括在产前教育孕妇分娩疼痛是短暂的以缓解恐惧情绪,让孕妇学会深呼吸法以缓解阵痛,在产程中提供导乐陪伴等综合措施。水中分娩也是一种减痛的分娩方式,产妇于第一产程及第二产程的前期坐于热水的浴盆中,靠水温和水的浮力缓解产痛,待胎儿娩出后产妇和新生儿出水,继续完成断脐和胎盘娩出过程。

药物性镇痛经历多种方法的使用,有笑气吸入、哌替啶肌内注射、安定静脉注射等,目前多用椎管内麻醉,相对安全可靠。笑气吸入虽由产妇自己控制吸入,使用方便,但吸入性气体可能造成室内空气污染而被淘汰。哌替啶肌内注射可抑制过强的不协调的子宫收缩,缓解子宫收缩痛,使产妇得以休息并恢复正常子宫收缩,但肌内注射后 2 小时在胎儿的血液浓度达到高峰,对新生儿的呼吸中枢产生抑制,所以必须估计用药 2 小时以后分娩者才可以使用。安定静脉注射的常用量为 $0.2\sim0.3\ mg/kg$,用于精神紧张的产妇使其镇静,但是对胎儿也有镇静作用,现已基本不使用。椎管内麻醉必须由麻醉医师施行,镇痛效果好,产妇清醒,可做到完全无痛亦无运动阻滞,还可以满足产钳和剖宫产的麻醉需要。

（三）关注外来孕产妇

过去 10 余年中,本市外来人口数量激增,给围生保健工作增加了难度。不少外来孕产妇缺乏卫生保健常识,不知道有围生保健,往往发生问题才去就医,或者是先去私人小诊所,病重了才去公立医院,导致危重孕产妇抢救的病例明显增加,加重了公立医院的医疗负担,增加了孕产妇死亡率。2007—2009 年市卫生局通过"加强公共卫生体系建设三年行动计划项目"进一步提高围生保健工作质量,目标之一是做到孕产期保健服务的全覆盖,控制孕产妇死亡率。本市卫生计生部门联合行动,通过基层计划生育网络深入社区,加强居住地管理,宣传并督促外来孕妇早期进入围生保健系统管理,做好每一个孕产妇的跟踪随访工作,提供均等化的孕产期保健服务。全覆盖的孕情监测工作在全市各社区卫生服务中心开展,怀孕妇女进入社区居住 2 周内应填报《孕情报告卡》,建立《上海市孕产妇健康手册》,将孕妇及时纳入孕产期保健管理体系。

(四) 建立市级危重孕产妇抢救中心和新生儿抢救中心

自 1993 年起,本市建立了一些高危孕产妇的医疗中心。"上海市产科心脏病监护中心"建于上海第二医科大学附属仁济医院内;"上海市产科肝病监护中心"建于上海市传染病医院内;"上海市早产儿医疗护理中心"建于上海市第一妇婴保健院内。

进入 21 世纪以来,本市又面临新的生育高峰,随着常住人口数量的快速增长,"双独家庭"生育二胎,因之分娩数量也逐年增加,发生妊娠并发症的孕妇绝对数量也随之增加。2007—2009 年本市"加强公共卫生体系建设三年行动计划项目"的重点还在于进一步巩固和发挥三级妇幼保健网作用。重新调整增加了一些市级危重孕产妇抢救中心和新生儿抢救中心,完善了各级接产机构的转会诊制度,提高了对于危重孕产妇的诊断能力和处理能力。通过这些有力举措获得了令人鼓舞的结果,自 2009 年至今,本市的孕产妇死亡率始终保持在 10/10 万以内,达到发达国家的平均水平。

市级危重孕产妇抢救中心是:上海交通大学医学院附属仁济医院、新华医院、上海市第一人民医院、上海市第六人民医院,上海市公共卫生临床中心。

市级新生儿抢救中心是:复旦大学附属儿科医院,上海交通大学医学院附属新华医院、上海市儿童医院、上海市儿童医学中心、上海市第三人民医院,同济大学附属上海市第一妇婴保健院。

(五) 开展风险预警评估

为了保持孕产妇死亡率在 10/10 万以内,必须始终保持对妊娠期各种疾病的预防和控制,减少妊娠并发症的发生。防控工作必须将关口前移,围生保健又跟进开展了对妊娠的风险预警评估工作,即在早孕期甚至孕前对妇女做妊娠风险评估,有利于对高危孕产妇的管理,保障母婴安全。对于具有妊娠高危因素者如心、肝、肾慢性疾病,以及高血压、糖尿病、肥胖、高血脂、血液病、免疫疾病等,应当在疾病稳定可控阶段,在多学科医生共同监护下渡过妊娠与分娩各阶段。对于确实不宜妊娠妇女,充分告知其风险所在,本着尊重生命理念避免妊娠。

孕产妇妊娠风险预警评估体系,用 5 种相应颜色作为预警标识。正常为绿色;黄色预警类由二级及以上医疗机构负责产前检查并加强随访和监护;橙色预警类原则上在三级医疗机构诊治,妊娠并发症病情较重,对母婴安全有一定威胁,转至三级综合性医疗机构进行产前监护及随访,直至分娩;红色预警类为伴有严重心脏病、糖尿病肾病以及精神病急性期等严重疾病者,继续妊娠可能危及孕妇生命,原则上在三级综合性医疗机构诊治,病情危重者需及时转至上海市危重孕产妇会诊抢救中心救治;紫色预警类为妊娠合并传染病将转至上海市公共卫生临床中心,妊娠梅毒患者转至各区县定点医疗机构。橙色、红色、紫色标识孕妇为高风险孕妇,除由医疗机构管理外,辖区妇幼保健所每月须进行随访。

2009 年,《风险预警分类管理方案》在上海市妇女保健所指导下进行试点运行,2010 年后在上海得到全面开展,2018 年后在全国推广应用。

(六)产前诊断与新生儿疾病筛查

近 10 年来,产前诊断的技术发展迅速。除了经典的妊娠中期血清学指标和羊水细胞染色体检测外,非侵入性方法的应用逐渐增加,如母体外周血胎儿细胞、胎儿核酸检测以及超声检测。细胞遗传学诊断技术、分子遗传学诊断技术的发展给胎儿染色体异常检测提供了更多的方法,如针对主要目标染色体疾病(21 三体、18 三体、13 三体和性染色体数目异常)的快速高通量产前诊断技术,全基因组芯片检测技术,在本市均已能够开展。

新生儿疾病筛查的项目也逐步增加,从两项新生儿代谢性疾病(甲状腺功能低下和苯丙酮尿症)增加为目前的五项:听力筛查和四项代谢性疾病。本市从2002 年开始将新生儿听力筛查增补为新生儿疾病筛查项目,有利于先天性耳聋的早期诊断与早期干预。使用人工耳蜗治疗后,患儿得以与正常婴儿一样健康成长。2007 年又将葡萄糖-6-磷酸脱氢酶缺乏症和先天性肾上腺皮质增生症增补为筛查项目。根据科学技术与社会经济的发展,儿科专家正在积极建言献策增加疾病筛查的项目,降低出生缺陷的发生,减轻出生缺陷对家庭和社会的伤害。

五、爱婴医院的创建

(一)爱婴医院建立的背景

据 1983—1985 年当时对全国 20 个省市的调查和统计,6 个月的母乳喂养率仅为 34%,而农村为 60%,并连年下滑,据 1990 年我国对某大都市局部的调查已下降至 12%。当年这种趋势已明显影响到正在富裕起来的农村,珠江三角洲城镇的超级商场充斥着各种进口的婴儿奶粉,其实这种"时髦"殊不知正危及我们后代的身体素质和社会心理素质。西方国家的学者早就意识到这一点,并很早就展开了母乳喂养的科学研究,在美国甚至建有专门搜集母乳喂养科学文献的图书馆。

我国亦早在 1982 年卫生部与 WHO 联合在上海市召开了首次母乳喂养研讨会,在 1987 年召开了第二次会议并制订了第二期科研规划(1988—1990 年)。在 1991 年又召开了第四次全国母乳喂养会议并做了科研总结。提出了三方面的研究:①母乳喂养健康教育的研究;②产院制度的改革;③母亲产后"无奶"原因的调查和母乳喂养危险因素的研究。1991 年 11 月卫生部召开了"中国促进母乳喂养研讨会"。研讨制订了"促进母乳喂养项目规划"和"中国母乳代用品销售守则(草案)"。1992 年开展了"爱婴医院"及"爱婴病区"的评比活动。同年 5 月 20 日(全国母乳喂养宣传日)前向各省、自治区、直辖市卫生厅、局发出《关于加强母乳喂养工作的通知》,并广泛下发了《保护、促进和支持母乳喂养》、《母乳喂养指南》两本小册子。通知要求各地按世界卫生组织和联合国儿童基金会倡导的保护、促进和支持母乳喂养的 10 项措施,同时要求加强对广大医务人员的培训,以更新观念,认真做好母乳喂养的各项工作。

（二）爱婴医院创建的目的与意义

WHO 和联合国儿童基金会提出,到 1992 年 12 月 31 日,每个国家要有一批主要的妇幼保健机构达到"爱婴医院"标准。其目的是保护和促进母乳喂养,降低婴儿、孕产妇的死亡率、提高妇女儿童的生存质量,提高人口素质,保证 4 个月内纯母乳喂养成功。这一活动的开展,必将进一步推动我国母乳喂养工作的开展,加速产、儿科制度的改革。母乳喂养不仅关系到婴幼儿的健康,更是关系到每个家庭乃至整个国民人口素质的大事。如何提高纯母乳喂养率,为产妇提供专业的知识、技能,是各国卫生部门共同关注的问题。中国的母乳喂养率持续低下,我国政府一直很重视母乳喂养,2015 年在全国范围内对 7 000 多家爱婴医院(助产机构)进行了复核评审,确定 7 036 家医疗保健单位为爱婴医院,这对母乳喂养工作的推进起到了非常重要的积极作用,也得到孕产妇的欢迎和社会的认同。

上海爱婴医院的创建加强了妇幼卫生专业队伍建设,改善了妇幼卫生条件,提高了妇幼卫生服务水平和妇幼卫生工作者的职业胜任力,提高了社会对妇女儿童的重视程度,适应了人口政策的需要,具有非常重要的作用。同时,也使我们更加看清了"以保健为中心,保健与临床相结合"是我国妇幼卫生发展的正确道路。因此,在机构建设发展方针上,主张以保健为中心,以群体、社区为重点,以家庭为对象,坚持保健与临床相结合,这也是国际大趋势。创建爱婴医院的活动实质上是妇产科和儿科的一场革命。这一步迈得好,在 100 多个学科中,妇产科、儿科首先进入以孕产妇为中心的家庭化服务模式,既适应了不同层次的需要,也为妇女和儿童提供了更好的优质服务,在很大程度上提高了我国的文明水平。

(三) 爱婴医院创建回顾

当今国际上都把"儿童优先、母亲安全"作为面向未来的事业,并把推进母乳喂养作为保护母亲和儿童健康的一项关键性措施。上海从 1980 年开始,组织了产后门诊随访调查母乳喂养率,宣传母乳喂养知识,并于 1983 年起在部分产科医院建立了母婴同室,成为全国最早创立母婴同室的医院,积极开展了"保护、促进和支持母乳喂养"工作。至 1992 年,由试点到全面推广,上海各产科医院改革撤销正常婴儿室,全部实行母婴同室。这一改革是一个逐步扫除思想障碍,逐步克服各种困难,逐步改善围生科各项制度的过程。其中主要工作如下。

1. 建立健全了母乳喂养管理机构,实行有效的科学管理

成立母乳喂养管理有效机构:促进母乳喂养领导小组、支持组织、健康教育组三级管理网。1992 年,上海各产科医院修订了"爱婴医院管理制度",其中就母乳喂养成立了组织机构,对母乳喂养做了相关规定。其中对关于母乳喂养的规定、组织机构、工作守则及常规做了说明。

2. 采用各种渠道,宣传母乳喂养知识

改善医院设施,抓好职工队伍素质培训,保证 10 条措施的顺利执行。在母婴同室内新建母乳喂养宣教室;妇女学校开设母乳喂养专题课;新增"母乳喂养"宣传版面;编写、拍摄宣教培训资料,使各类人员接受有益于母乳喂养的新知识,使孕产妇树立母乳喂养信心。

3. 进一步实行医院产科制度改革,保护、支持和促进母乳喂养

1992 年上海各专科及综合性医院的产科在原有母婴同室的基础上,开设了剖宫产母婴同室;产科努力做到早接触、早吸吮,废除奶头、奶瓶,按需哺乳,做到正常新生儿 100% 母婴同室;建立了母乳库及哺乳室,帮助特殊患儿得到哺乳;建立院内、外"母乳喂养"支持组织,并将服务延伸至社区。

(四) 上海各院全员鼓励母乳喂养,争创爱婴医院

在创建和爱婴医院的工作中始终得到了卫生部妇幼司、联合国儿童基金会和上海市卫生局妇幼处领导的支持、帮助和鼓励。组织上海部分医院产科主任、儿科主任、护理部主任、医生和助产师参加国际和国内母乳喂养培训班,并对上海围生科医务人员进行 18 小时和医院其他员工进行 3 小时的全员培训,各医院

举行全院职工理论及操作考试。1992 年 11 月,联合国儿童基金会组织数名专家担任国际评委,和我国的专家一起,对 9 省、市申报爱婴医院的 22 家医院进行评估。评估将严格按照全球标准——"促使母乳喂养成功的 10 条措施"逐条检查。最后,中国福利会国际和平妇幼保健院、上海第一妇婴保健院、上海医科大学附属妇产科医院光荣地被联合国儿童基金会、WHO 和卫生部确认为中国首批"爱婴医院";中国福利会国际和平妇幼保健院 1994 年被加中儿童健康基金会和卫生部命名为"模范爱婴医院"。

(五)巩固爱婴医院

全球性的爱婴活动经过轰轰烈烈创建、普及发展到扎扎实实的巩固提高几个阶段。以此项活动为契机促进了上海妇幼保健工作的内涵改革,激发了生机与活力。如何常抓不懈,持之以恒,是医院围生管理的一项课题。

为了巩固爱婴医院创建成果,使爱婴医院管理各项制度执行到位,以保障儿童健康为核心,以"儿童优先,母亲安全"为宗旨,上海各医院的围生科围绕《中国儿童发展纲要(2011—2020 年)》:0～6 个月纯母乳喂养率达到 50% 以上,目标长效管理,可持续保护,支持和促进母乳喂养,提高母乳喂养率,以减低婴儿发病率和死亡率。

1. 设立以院长为组长的巩固爱婴医院管理领导小组,健全组织管理机构

组织创建爱婴医院各机构小组会议,明确各自职责,组织全院医务人员、非临床人员重温创建爱婴医院的规定,组织各评估小组人员、围生科医护人员学习爱婴医院自评内容,对照评估内容进行自评,再由评估小组对产科病区、新生儿科、医院环境、孕妇学校进行评估,并访问孕产妇及工作人员,评估后针对薄弱环节,领导小组组织专题会议,针对薄弱点提出整改方案,针对薄弱的人、薄弱的环节加强培训。

2. 培训工作管理的实施

当今处于信息化时代,知识也在不断更新,为使医务人员能与时俱进,各医院定期外派围生科医护人员、乳腺科医生外出进行学习,并将新的理念带回与大家分享。对全院医护人员进行统一的培训,然后各医院在孕妇门诊检查时就开始对孕妇进行围生期的健康教育,避免了以往门诊和病区各讲各的内容而造成信息的脱节甚至相互矛盾。并专门在院外开展关于促进母婴健康等学习课程,扩大知识传播范围。为社区进行母乳喂养的培训。

3. 重视爱婴医院医护工作常规的落实

近几年来,上海各医院围绕全球创建爱婴医院促进母乳喂养成功的 10 条标准,进行围生科工作模式和常规制度的改革,严格掌握剖宫产的指针,努力降低剖宫产率,在保障母婴安全的基础上落实爱婴医院的管理工作,废除奶瓶奶嘴,做到早接触、早吸吮,母婴同室,做到了在院纯母乳喂养率达95%以上。

4. 支持系统管理

上海各产科医院开设了专科门诊,这既有助于今后专科的发展,又为产妇提供了产后的延续服务。在目前的围生服务模式中,医护服务往往随着病人出院而终止。其实,病人出院并不代表已经完全康复,不再需要医护的干预。在产科,母乳喂养和新生儿更是需要一个贯穿始终的医护干预。有很多产妇和家人在得不到正确的有效干预的情况下,盲目地寻找社会上毫无资质的所谓"开奶师"和"护理专家",继而白白浪费了金钱还耽误了病情。通过门诊,帮助她们渡过出院后因缺乏专业的母乳喂养指导而导致母乳喂养失败的情况,使母乳喂养能够延续,从而促进母婴的健康。

5. 开展母乳喂养健康教育,办好孕妇学校

坚持将有关母乳喂养的好处及处理方法告诉所有的孕妇,将母乳喂养的规定粘贴在医院内母婴和工作人员所到之处(产前、门诊、产房、产科病房、NICU)。开展多种形式的宣传,除利用出刊画廊、板报等固定阵地宣传母乳喂养和保健知识外,还通过广播、电视、报纸媒体扩大覆盖面。新颖的上课内容和一体化的健康教育模式,更容易让病人和家属接受和理解,同时医护人员和产妇在孕期就开始建立联系,使她们在入院后能马上和医护人员建立起亲密的、信任的医患关系。

6. 加强监督管理机制

上海各医院建立规定实施母乳喂养有效性的监督和评估机制,每天对所有的分娩产妇进行评估,了解早接触、早吸吮、按需哺乳的情况以及医务人员指导技巧的状况;进一步强调加奶需要有医学指征或者母亲的知情选择,并用促进母乳喂养装置加奶,废除奶瓶、奶杯;鼓励自然分娩;倡导非药物性的镇痛;重点关注初为人母和喂养困难及使用过奶瓶产妇的支持指导,加强对母婴分离等特殊情况下的母乳喂养的指导。

7. 优化硬件,总体规划合理布局

进一步改善孕产妇的住院环境,为孕产妇提供更舒适温馨的休养环境和更先进的诊疗条件。设计开发母乳喂养促进装置,协助产妇度过无乳或少乳期;增加婴儿吸吮次数和时间,提高纯母乳喂养的成功率。在医院的新生儿科开设哺乳室,进行袋鼠式护理,鼓励母婴有效接触,增加了家庭情感的凝聚力,进一步促进母乳喂养的成功。

六、围生保健制度的建立及相关法规

20 世纪 70 年代,围生医学成为一门新兴学科,将孕产妇和胎儿视作一个整体,重视对胎儿生理和病理的研究,改变了过去以孕妇为中心、胎儿为孕妇体内寄生物的观念,更注意胎儿的健康素质,是研究母子关系的一门学科。围生医学的研究目的是提高孕产妇和胎婴儿的健康水平、提高出生人口素质。本市从 1977 年起开展围生期保健工作,以母儿统一管理的围生期保健取代过去以母亲为主的孕产期保健,进入了母婴健康保护的新阶段。

(一) 围生保健的重要意义

围生期的保健不但关系到母亲的安全,妊娠的结局,亦关系到出生人口的素质和人类的健康水平。针对影响出生人口质量的各种不良因素,采取积极防护措施;对孕产妇、胎儿和新生儿进行统一的系统管理;对胎儿的生长发育和健康状况进行监测,这些措施都可以降低围生儿和孕产妇的死亡率及远期伤残率。

国际上把孕产妇死亡率和围生儿死亡率作为衡量一个国家的经济文化水平和医疗卫生水平的主要标志之一,围生医学因而受到各国政府的重视。我国孕产妇死亡率 1989 年为 94.7/10 万,1996 年下降为 64.6/10 万,2012 年下降至 30/10 万,2017 年下降至 19.6/10 万,但与多数发达国家孕产妇死亡率相比仍有不少差距。上海市孕产妇死亡率,1985—1994 年平均为 27.68/10 万,1995 年下降为 24/10 万,除去外来未管理的孕产妇死亡,纠正的孕产妇死亡率为 12/10 万,2012 年为 7.1/10 万,2017 年为 3.01/10 万,已达到发达国家和地区水平。我国围生儿死亡率 1988 年为 15.73‰,1997 年下降为 10.99‰,2012 年降至 5.04‰。上海市围生儿死亡率 1991 年为 11.2‰,2001 年为 3.10‰,2017 年为 2.69‰。

(二) 上海市围生保健制度的建立及发展

围生保健工作是针对各个阶段危害母婴健康的主要问题开展工作的。新中国成立初期以普及新法接生为重点。20 世纪 50 年代后期,逐步开展孕期及产褥期保健,提高住院分娩率。70 年代后期,本市在全国率先推行以户籍所在地为基础的孕产期系统保健管理模式,强调孕产妇系统保健,并在此基础上开展了围生期保健,以母子统一管理的围生期保健代替过去以母亲为主的孕产期保健,先后建立了高危孕妇管理制、妊娠风险预警评估、危重孕产妇报告与救治、转会诊、死亡调查与评审等制度,通过不断更新完善,形成一套日臻成熟的管理体系,保障本市围生保健和服务质量,有效落实母婴安全,在降低孕产妇和围生儿死亡

率方面发挥了积极作用。

1. 围生保健工作的管理网络

1）建立围生三级保健网，切实做好围生保健工作

根据 WHO 的权威研究表明，建立一个强有力的医疗保健系统，提供持续的医疗保健服务，通过有效干预可降低妊娠和分娩风险。20 世纪 80 年代初，我国建立了围生三级保健网，采取分地区分级管理、普遍保健、重点管理的办法。本市妇幼保健三级管理网络在全国最早建立，由上海市卫生局、市儿童保健所、市计划生育指导所以及二三级接产医院、区县妇幼保健所、社区卫生服务中心组成，在落实孕产妇系统保健管理方面分工明确，互动协助。根据各区围生期保健的各种资料记录，进行统计分析、科学管理。定期举行全市和区域性的孕产妇死亡和围生儿死亡的评审工作，做出相应的预防和改进措施。对常见的产科情况，例如产后出血、剖宫产等，也进行专题评审，由卫生行政机构、围生医学分会和各医院院长共同参加，有效推动和发挥了三级保健网的作用。2003 年在原有的妇幼保健管理网络的基础上，成立"市产科质量管理中心"，提高产科服务与管理质量，是全国首个专门为孕产期保健和产科质控而设立的管理中心，负责制定产科质控标准，对各级助产机构和围生临床技术中的医疗保健质量业务进行指导并实施科学评估。

2）充分发挥社区卫生服务机构在围生保健管理中的作用，做到"早筛查、早发现、早防治"

根据人口与健康领域"关口前移，重心下移"的发展思路，强调社区卫生服务机构对孕产妇健康管理的重要作用，对孕产期的危险因素和常见疾病做到早筛查、早发现和早防治，关注弱势群体（外来人口）的孕产妇保健，维护孕产妇这个特殊人群在这个特殊生理过程中的健康。通过广泛开展孕产期健康教育、早孕建册等举措，营造"母亲安全"良好氛围，达到社会重视、家庭支持、丈夫关爱、本人提高自我保健意识的目的，从而主动进入孕产妇系统保健。

1978 年 7 月起在上海市区统一使用孕产妇系统保健联系卡（孕卡）。孕卡的使用不仅提高了孕产妇系统保健的质量，而且有利于促进三级妇幼保健网各机构之间的相互联系和督促。孕卡资料的定期分析可反映出保健工作的质量水平和问题，有利于有针对性地提高保健和产科的质量。1997 年，改用《孕产期系统保健手册》，充实了孕产期保健的健康教育和自我监护的内容，具有图文并茂的特点。2002 年，又进一步修改，受到基层妇幼保健工作者和孕产妇的欢迎。2010 年开始，全市各社区卫生服务中心开展全覆盖的孕情监测工作，怀孕妇女进入社区居住 2 周内应填报《孕情报告卡》，建立《上海市孕产妇健康手册》，将孕

妇及时纳入孕产期保健管理体系。

3）实行孕产妇系统管理

围生保健工作强调孕前、孕期、分娩期、产褥期全程系统监测和保健服务，对妊娠风险早发现、早干预；对胎儿进行各种监护及预测，以便了解胎儿生长发育的情况，及早发现异常，如遇严重先天性畸形，可及时终止妊娠，提高人口出生素质及防止严重残疾儿的出生；对新生儿采取各种监护措施及护理，预防和治疗新生儿常见病，降低新生儿发病率和死亡率。

从 20 世纪 80 年代起使用的高危评分表，到近年来使用的孕产妇妊娠风险预警评估体系，对孕产妇进行分类、分级管理，做好对高危孕妇的管理。此外，为使流动人口中的孕产妇得到应有的保健，有效降低孕产妇死亡率，保障母婴安全，上海市于 1993 年 3 月 1 日起实行《上海市流动人口孕产妇保健卡》，凡在沪怀孕分娩的外来妇女都纳入本市孕产妇管理范围。

2013 年 9 月，上海市卫生和计划生育委员会在本市所有开展助产技术服务的医疗机构都设立"产科安全办公室"，负责医院内产科质量管理、重点孕产妇全程追踪随访、协调危重孕产妇和新生儿抢救和特殊新生儿与患儿的随访报告，进一步提高产科服务与管理质量。建立严格评审和及时反馈机制，重视孕产妇死亡个案的调查、评审、反馈，通过产科主任研讨会等形式对全市每年孕产妇与围生儿死亡信息进行反馈，对典型案例进行讨论分析与专家点评，针对可以避免及创造条件可以避免的死亡病例存在的突出问题，提出并落实相应的干预措施。

近年，上海市妇幼保健工作聚焦"提高出生人口素质，降低孕产妇死亡率、婴儿死亡率、出生缺陷发生率、出生人口性别比"等核心指标，持续强化全方位、全周期母婴安全保障。以"安全和质量"为核心，以生育全过程管理为重点，加强保健与临床相结合，多学科协作，持续完善母婴安全健康责任网络；持续发挥孕产期系统保健服务网络的预警作用，早发现、早干预妊娠风险，预防不良后果的发生；持续强化重点孕产妇精准化管理服务，落实高危专案管理，保证专人专案、全程跟踪服务、动态监管、集中救治；持续强化危重孕产妇和新生儿会诊抢救中心建设。

2. 围生保健工作的主要环节

主要抓以下 6 个环节：①提早开始孕期保健，早诊断、早建卡、早评分/预警、早指导。②定期产前检查，加强对孕产妇健康及胎儿生长发育的观察。③对高危孕妇在孕末期通过促胎儿成熟、胎儿胎盘功能测定等，安排计划分娩。④加强产程观察，预防滞产、产伤及窒息，提高接产质量。⑤充实儿科力量。⑥加强产后访视及围生期新生儿的保健指导。

3. 围生保健的重大改革

20 世纪 80 年代以后，全国包括上海市逐渐在围生期保健方面开展的重大改革有：

（1）推广母婴同室和母乳喂养，支持、保护和促进爱母分娩行动。①向产妇提供陪伴者及助产师的一切服务；②提供包括干预措施在内的产时保健方法以及后果的信息；③提供当地风俗许可的保健措施；④除难产外，采取适合产妇要求的分娩姿势；⑤与有关保健机构联网、会诊、转诊；⑥严格下列操作指征：会阴剃毛、灌肠、静脉补液、禁食、人工破膜等；⑦有限制地使用催产素和会阴切开缝合术；⑧限制剖宫产率；⑨提倡非药物性无痛分娩法；⑩鼓励产妇和家人多接触自己的早产儿、病弱儿；⑪不鼓励非宗教性质的婴儿包皮环切术等。

（2）产房家庭化和导乐制度。推广陪伴分娩等适宜技术。妊娠和分娩是一个自然过程，避免不必要的干预，产妇可选择最合适的分娩姿势，包括坐式、蹲式或立式。

4. 高危妊娠管理与妊娠风险评估

围生保健工作的另一重要方面：加强重点孕产妇的管理，是提高孕产期保健水平、降低孕产妇死亡率的重要措施，也是孕产妇系统保健的核心。

高危评分曾在世界范围内广泛应用于高危妊娠筛查，实行了规范化的高危管理。上海市自 20 世纪 80 年代起开始使用高危评分表，将高危因素分为固定因素与动态因素两类，并按其严重程度分成 5 分与 10 分两档。进入 90 年代后，上海市组织修订了高危评分表，将高危因素分为基本情况、异常妊娠分娩史、妊娠并发症、环境及社会因素五大类，并按其严重程度分为 A、B、C 3 级，其中 A 级为一般高危，每项 5 分；B 级为中度高危，每项 10 分；C 级为重度高危，每项 15 分。

近年来，根据健康风险评估对人群进行分类后，采取不同等级的干预手段来提高健康管理的质量和水平，并将之应用到孕产妇保健中来，上海市妇女保健所在工作中进行了研究和尝试，根据国际组织的建议，引进公共卫生领域健康风险预警评估的理念，即在妊娠期内及时发现影响母婴安全的风险预警信息，进行评估、分类和分级管理，对孕妇进行适时、适当的干预。2009 年制订《风险预警分类管理方案》并进行试点。2010 年开始，上海全面开展妊娠风险预警评估，以进一步加强危重孕产妇会诊、转诊与抢救工作。

2016 年 1 月 1 日起在全国统一实施全面两孩政策，为保障全面两孩政策实施，上海市卫计委根据国家卫生计生委《国家卫生计生委关于切实做好高龄孕产妇管理服务和临床救治的意见》（国卫妇幼发〔2016〕15 号），要求全市广泛开展健康宣传和教育,以科学备孕、孕产期保健和安全分娩为重点,制订高龄孕产妇专项健康教育工作计划,大力普及健康知识,提高群众健康素养;加强孕情排摸和监测;开展再生育咨询和引导,规范提供生育力评估、备孕指导、妊娠风险提示等系列服务,尤其要加强对高龄、拟生育二孩并患有基础性疾病妇女的生育风险咨询,引导群众形成科学就医理念,理性对待医疗风险;做好妊娠风险预警和评估,对于患有可能危及生命的疾病不宜继续妊娠的孕妇,要做好评估和诊断,充分告知妊娠风险,提出科学严谨的医学建议,切实强化孕产妇风险管理;强化危急重症判断和救治,随着全面两孩政策的实施,高龄孕产妇、经产妇以及患有基础疾病的孕产妇不断增多,各种不典型妊娠并发症也逐渐增多。要分层分类加强产科相关医务人员对产科相关危急重症的风险预判、临床救治技能培训和演练,提高快速反应和处置能力。

5. 危重孕产妇及新生儿抢救组织管理

建立危重孕产妇和新生儿抢救组织管理系统,是降低孕产妇和新生儿死亡的有效措施。危重孕产妇和新生儿抢救组织系统直接与保健科学服务、助产技术服务和产科与新生儿救治水平等相关联,也反映一个地区孕产妇系统保健管理工作。

本市为降低孕产妇死亡率与围生儿死亡率,切实保障母婴安全,从体制和机制上着手,全力推进危重孕产妇抢救的网络建设、人才培养和组织管理,建立了危重孕产妇抢救报告制度。依托市级综合性医院和专科医院的学科和技术优势,2007 年,本市建立 5 个危重孕产妇会诊抢救中心,分别是上海市第一人民医院、上海市第六人民医院、上海交通大学医学院附属仁济医院、上海交通大学医学院附属新华医院和上海市公共卫生临床中心,构建起一个辐射全市所有助产医疗机构的抢救危重孕产妇生命的工作网络。实行分片对接,形成"覆盖全市、及时响应、有效救治"的母婴安全保障网络。建立危重孕产妇会诊和转诊制度,明确各级卫生行政部门以及医疗机构职责,使危重孕产妇得到有效救治,从根本上解决了既往危重孕产妇会诊难、转院难的问题。危重孕产妇抢救成功率明显提高,孕产妇死亡率得到有效下降。据统计,2007 年全市上报抢救危重孕产妇158 例,抢救成功率为 93.7%;2008 年抢救 234 例,抢救成功率为 95.3%。"十二五"期间共救治危重孕产妇 3 400 多人,抢救成功率为 97%。

为了提高危重新生儿抢救成功率,降低新生儿死亡率,除了转运系统的建立外,还需提高救治能力,包括建立抢救中心和加强组织管理。2008 年建立了 6 个"危重新生儿会诊抢救中心",构建覆盖全市的危重新生儿会诊抢救转运网络。"十二五"期间共救治危重新生儿 2.2 万余人,救治成功率为 91%。

（三）与围生保健工作相关的法律、法规

按颁布的时间顺序排列，节选部分内容。

1.《妇幼卫生工作条例》

根据我国宪法第四十九条"婚姻、家庭、母亲和儿童受国家的保护"的规定，为发展妇幼卫生事业，1980 年 6 月 15 日卫生部制定《妇幼卫生工作条例（试行草案）》，1986 年 4 月 20 日卫生部制定《妇幼卫生工作条例》。该条例规定，开展优生、优育工作，提高民族健康素质。进行婚前检查、围生保健、产前诊断、优生遗传疾病咨询和出生缺陷的监测等，预防和减少先天性、遗传性疾病。推广科学接生，实行孕产妇系统管理，做好围生期保健工作，提高住院分娩率，提高产科质量，防治妊娠并发症，降低孕产妇和围生儿死亡率。

为了适应经济社会和卫生计生事业发展，维护法制统一，推进依法行政，国家卫生计生委决定于 2013 年 9 月 6 日起废止该条例。

2.《中华人民共和国母婴保健法》

1995 年 6 月 1 日起施行《中华人民共和国母婴保健法》（中华人民共和国主席令第 33 号）。这是我国在保护妇女儿童健康权益方面的第一部法律。它的颁布施行标志着我国妇幼卫生工作进入法制化管理的新阶段，使各级政府和卫生行政部门在加强妇幼保健管理、规范母婴保健行为等方面有法可依。

《中华人民共和国母婴保健法》的立法宗旨是，保障母亲和婴儿的健康，提高出生人口素质。本法强化国家、政府、卫生行政部门的责任，要求医疗保健机构和医疗保健工作者规范医疗保健行为，提供高质量的母婴保健技术服务，用法律规范母婴保健活动技术服务，用法律规范母婴保健活动各个主体的行为。

3.《上海市母婴保健条例》

根据《中华人民共和国母婴保健法》和有关法律、法规，结合上海市实际情况，1996 年 12 月 26 日颁布《上海市母婴保健条例》，自 1997 年 3 月 1 日起施行。

该条例第六条规定上海市实行母婴保健技术服务执业许可证制度。第十条市妇女保健所、市儿童保健所和市计划生育技术指导所根据各自职责，从业务上指导全市各级医疗保健机构的母婴保健工作。区、县妇幼保健所从业务上指导本辖区内医疗保健机构的母婴保健工作。第十三条从事终止妊娠术、节育手术、助产等技术服务的医务人员，应当经所在地的区、县卫生行政部门考核合格，取得所在地的区、县卫生行政部门颁发的《母婴保健技术考核合格证书》。第十四条实行孕产妇死亡、婴儿死亡和新生儿出生缺陷、伤残儿首次诊断等报告制度。

第二十六条孕产期保健服务包括下列内容：①为孕育健康后代提供医学指导和咨询；②为孕产妇建立保健卡，提供定期产前、产后检查服务；③对有高度危险因素的孕妇进行监护、随访和治疗；④为孕产妇安全分娩提供助产、引产技术服务；⑤对胎儿生长发育进行监护，提供咨询和医学指导；⑥为新生儿生长发育、哺乳和护理等提供医疗保健服务，进行定期访视；⑦经市卫生行政部门认定的其他项目。

第三十五条本市实行新生儿疾病筛查制度。从事新生儿疾病筛查业务的医疗保健机构，应当负责做好对新生儿疾病的检查、诊断、治疗和随访工作。

第三十八条在本市暂住的外来流动人员中的孕妇，可以到本市居住地的地段医院或者乡、镇卫生院登记，建立保健卡，接受孕产期保健服务。外来流动人员孕产妇应当住院分娩。

4.《中华人民共和国母婴保健法实施办法》

2001 年 6 月 20 日颁布《中华人民共和国母婴保健法实施办法》（国务院令第 308 号）。

该实施办法第三章第十八条规定医疗、保健机构应当为孕产妇提供以下医疗保健服务：①为孕产妇建立保健手册（卡），定期进行产前检查；②为孕产妇提供卫生、营养、心理等方面的医学指导与咨询；③对高危孕妇进行重点监护、随访和医疗保健服务；④为孕产妇提供安全分娩技术服务；⑤定期进行产后访视，指导产妇科学喂养婴儿；⑥提供避孕咨询指导和技术服务；⑦对产妇及其家属进行生殖健康教育和科学育儿知识教育；⑧其他孕产期保健服务。

第二十四条　国家提倡住院分娩。医疗、保健机构应当按照国务院卫生行政部门制定的技术操作规范，实施消毒接生和新生儿复苏，预防产伤及产后出血等产科并发症，降低孕产妇及围生儿发病率、死亡率。没有条件住院分娩的，应当由经县级地方人民政府卫生行政部门许可并取得家庭接生员技术证书的人员接生。高危孕妇应当在医疗、保健机构经由住院分娩。

5.《上海市孕产期系统保健工作规范》（沪卫妇基〔2002〕10 号）

该规范是为各级妇幼保健机构在开展围绕着分娩前后即孕前、孕期、产时和产后各时期为孕产妇和胎婴儿提供医疗、保健工作的指南，以达到保护母婴健康和安全，提高出生人口素质的目的。该规范明确市、区（县）妇女保健所以及依法许可从事产科专项技术服务的医疗、保健机构的职责。市妇女保健所负责全市孕产期系统保健规范的制定，并对各区（县）孕产期保健工作的质量进行监测和评估；负责信息的收集、整理与分析，按规定时间上报市卫生行政部门，同时反馈给区（县）妇幼保健所；负责对危害母婴健康主要疾病的流行病学调查，承担国家监测点的任务;负责全市孕产妇死亡病例的评审工作。区(县)妇幼保健所负责辖区内孕产期保健的管理,包括孕册的周转、质量监督、业务指导、信息的统计分析、抽样调查,并按规定时间上报卫生行政部门及市妇女保健所;负责组织区(县)围生协作组对本区(县)产科的质量控制,包括围生儿与孕产妇死亡的评审工作。医疗、保健机构负责孕妇的产前检查服务和健康教育;负责产妇的住院分娩服务;负责产妇及其婴儿的产后 42 天健康检查服务。

6.《上海市卫生局关于进一步加强本市产科质量管理工作通知》

2004 年 11 月 4 日发布《上海市卫生局关于进一步加强本市产科质量管理工作通知》。为了切实加强全市产科质量管理,规范产科医疗行为,建立上海市产科质量管理中心办公室(设在上海市妇女保健所),并纳入上海市妇幼保健质量管理中心,主要负责协调专家委员会、围生临床技术中心和有关临床质控中心的工作。

围生临床技术中心包括已建立的上海市产科心脏病监护中心、产科肝病监护中心、产科糖尿病诊疗中心和早产儿医疗护理中心及拟建立的产科血液病诊治中心、产科妊高征诊治中心等。围生临床技术中心的主要职责:①研究拟订相关专业的工作规范,提交市产科质控中心办公室组织专家审定后实施;②开展相关专业的业务技术培训工作,提高全市围生临床专业技术队伍的业务水平;③承担相关专业疑难病例的会诊、接受转诊和危重孕产妇紧急救治等任务;④认真总结围生临床技术中心的工作,每年年终前向市产科质量管理中心办公室上报工作总结,提出分析和建议。

加强产科重点人群和重点环节的管理。各助产技术服务机构必须认真执行《上海市孕产期系统保健工作规范》《上海市助产服务技术标准》和产科诊疗常规,加强重点人群和重点环节的管理,建立危重孕产妇紧急救治的绿色通道,消除隐患,减少风险,提高医疗服务质量。

1) 重点人群管理

(1) 高危孕产妇。加强对高危孕妇,特别是严重的妊娠并发症、性传播性疾病的监测和干预,降低其高危风险。对高龄和高危孕妇做好遗传病临床咨询和产前诊断。高危孕妇分娩时,要认真制定产时应急方案和执行分娩计划,确保安全分娩。

(2) 高危围生儿。凡经诊断为胎儿发育异常、有先天性缺陷或遗传性、胎传性疾病的,要制订适当的处理方案,定期做好随访工作。

(3) 外来孕产妇。各区县卫生行政部门要与区县人口与计划生育部门协调,根据各自职责,加强对外来孕产妇的保健管理。

2）重点环节管理

（1）产前保健。①根据《上海市孕产期系统保健工作规范》的要求，认真作好孕妇的早孕保健，提高《上海市孕产妇健康手册》建册率和早孕保健的质量。②从事产前检查的医生必须具备执业医师的资格，担任产科初诊和高危门诊工作的必须是具有中级及以上技术职称的医生，要及时发现高危因素并给予积极的医疗干预和保健指导，提高产前检查质量。③按照《上海市孕产期系统保健工作规范》的规定，认真做好孕18～24周B超大畸形的筛查。从事产科B超检查的医生必须接受专门的上岗培训，提高先天性畸形的筛查率，减少出生缺陷。

（2）产时服务。①必须严格遵守助产技术操作规范，严密观察产妇全身状况和产程变化，分析和掌握潜在的并发症和各种危险因素，减少产时损伤、积极防范产后出血以及其他产科意外。②各助产技术服务机构必须建立防范和处置医疗事故的预案，包括各种应急措施和救治方案；制定危重孕产妇抢救工作流程；具备完好的监护和抢救设备；保证药物、血液的及时供给，确保高危孕产妇抢救的绿色通道畅通。③重视产科服务模式的改变，树立以人为本的服务理念，减少产程中不必要的医疗干预，严格控制计划分娩剖宫产。提倡陪伴分娩、非药物性镇痛等措施，保护和支持自然分娩，减少并发症，保证产时母婴安全。

（3）完善转诊制度。各级助产技术服务机构要建立迅速有效的产科急救转诊制度。高危或危重孕产妇转诊时，请求转诊的医疗机构应当与接受转诊的医疗机构联系妥当，详细移交有关孕产妇病情与治疗经过的病案资料，委派了解病情的医护人员护送，保证转诊过程安全。

7.《妇幼保健机构管理办法》

为进一步明确妇幼保健机构的性质和功能定位，加强妇幼保健机构的规范化管理，2006年12月19日卫生部颁布了《妇幼保健机构管理办法》。该管理办法要求妇幼保健机构要遵循"以保健为中心，以保障生殖健康为目的，保健与临床相结合，面向群体、面向基层和预防为主"的妇幼卫生工作方针。卫生部负责全国妇幼保健机构的监督管理。县级以上地方人民政府卫生行政部门负责本行政区域内妇幼保健机构的规划和监督管理。

该管理方法第七条　妇幼保健机构提供以下基本医疗服务，包括妇女儿童常见疾病诊治、计划生育技术服务、产前筛查、新生儿疾病筛查、助产技术服务等，根据需要和条件，开展产前诊断、产科并发症处理、新生儿危重症抢救和治疗等。

该管理方法第十四条　妇幼保健机构的专业技术人员须掌握母婴保健法律法规，具有法定执业资格。从事婚前保健、产前诊断和遗传病诊断、助产技术、终止妊娠和结扎手术服务的人员必须取得相应的《母婴保健技术考核合格证书》。

8.《新生儿疾病筛查管理办法》（卫生部令第 64 号）

为规范新生儿疾病筛查的管理，保证新生儿疾病筛查工作质量，依据《中华人民共和国母婴保健法》和《中华人民共和国母婴保健法实施办法》，自 2009 年 6 月 1 日起施行《新生儿疾病筛查管理办法》。新生儿疾病筛查是指在新生儿期对严重危害新生儿健康的先天性、遗传性疾病施行专项检查，提供早期诊断和治疗的母婴保健技术。本办法规定的全国新生儿疾病筛查病种包括先天性甲状腺功能减低症、苯丙酮尿症等新生儿遗传代谢病和听力障碍。

9.《关于进一步加强本市孕产妇保健和医疗救治工作的通知》

上海市卫生局于 2010 年 6 月 4 日发布《关于进一步加强本市孕产妇保健和医疗救治工作的通知》（沪卫疾妇〔2010〕048 号）。该通知要求如下。

（1）各级卫生行政部门要强化对孕产妇系统保健工作重要性的认识。严格按照《上海市产科质量管理工作要求》、《上海市危重孕产妇会诊、转诊工作原则与处置流程》等文件要求，全面开展全覆盖孕情监测、妊娠风险预警评估，进一步完善危重孕产妇报告和会诊抢救等各项工作制度，切实落实本市深化"一高一低"、降低孕产妇死亡率的各项工作要求，切实落实工作责任制和责任追究制。与有关职能部门积极合作，形成工作机制，及时掌握外来人口孕产妇信息并加强孕产妇系统保健管理。要定期组织辖区的孕产妇系统保健工作质量、危重孕产妇抢救绿色通道等重点环节的督查，及时发现存在的薄弱环节，采取有效措施积极整改。

（2）市、区（县）妇幼保健机构要全面开展全覆盖孕情监测和妊娠风险预警评估的技术工作。建立高风险孕妇的报告和干预制度，对低风险的孕妇建立动态监测和随访制度，降低孕产妇的妊娠风险；进一步完善危重孕产妇报告制度和会诊抢救制度（转会诊的前期处置、转运护送、信息沟通、诊治和追踪随访等工作），保证抢救"绿色通道"通畅；加强督导和质控，定期全面开展全覆盖孕情监测和妊娠风险预警评估的质控，按照有关规定及时上报相关信息资料，确保孕产妇系统保健工作的各项要求有效落实。

（3）全市各社区卫生服务中心要全面开展全覆盖孕情监测，及时掌握辖区内孕产妇的基本情况。怀孕妇女进入社区居住 2 周内应填报《孕情报告卡》，建立《上海市孕产妇健康手册》，将孕妇及时纳入孕产期保健管理体系，提供全覆盖孕期保健服务。全面开展妊娠风险预警评估，对妊娠风险预警评估异常的孕妇落实转诊，同时大力开展健康教育和健康促进，严格按照《上海市孕产期系统保健工作规范》等文件要求，对辖区内孕妇认真做好孕期随访，及时掌握妊娠结局和产后随访等各项工作。

（4）各级医疗保健机构要对孕产妇全面开展妊娠风险预警评估。发现高风险"不宜继续妊娠"的重点孕产妇要填写《不宜继续妊娠孕妇报告卡》，立即报告辖区妇幼保健机构并采取积极监护和干预措施。急诊科、外科等相关诊疗科室凡发现育龄妇女急腹症或阴道流血，应引起高度重视，首先请产科医生会诊鉴别诊断排除宫外孕可能。对妊娠合并严重并发症的孕产妇职能部门要积极组织多学科会诊，共同讨论制订诊治方案。积极支持和推行自然分娩，严格执行剖宫产手术指征，逐步探索开展剖宫产手术评估工作。进一步做好危重孕产妇会诊、转诊、抢救工作，危重孕产妇因病情需要转诊的，不得让孕产妇自行转诊，应在积极抢救的同时与对口"危重孕产妇抢救中心"联系落实转诊，填写转诊二联单由了解病情诊治过程的医师护送，并及时追踪随访妊娠结局。

10.《孕产期保健工作管理办法》和《孕产期保健工作规范》

为了进一步贯彻落实《中华人民共和国母婴保健法》，使孕产期保健服务模式逐渐从原有的以技术服务和疾病管理为重点，转变为以预防为主和健康管理为中心，充分体现了健康管理和人性化服务的要求，2011年7月8日卫生部印发《孕产期保健工作管理办法》（以下简称《办法》）和《孕产期保健工作规范》（以下简称《规范》）。《办法》和《规范》强调了孕前保健的内容，要求为准备妊娠的夫妇提供规范的孕前健康教育与咨询、健康状况评估、健康指导，减少出生缺陷；明确提出了孕早期、孕中期和孕晚期等不同时期的保健重点；明确了产前筛查和产前诊断的要求，加强了对妊娠并发症的管理，增加了血糖筛查等相关内容；对母婴传播相关疾病予以关注，将乙肝表面抗原检测、梅毒血清学检测和艾滋病病毒抗体检测纳入孕期初诊检查的基本辅助检查项目。《办法》还明确了各级卫生行政部门和各级妇幼保健机构在孕产期保健工作中的管理职能，强调各级各类医疗保健机构作为孕产期保健工作网络中的重要组成部分，应按照规定提供规范的孕产期保健服务，并配合开展相关管理工作。

11.《上海市孕产妇保健工作规范》

为进一步加强和规范本市孕产期保健工作，保障母婴安全和健康，依据《中华人民共和国母婴保健法》、《中华人民共和国母婴保健法实施办法》、卫生部《孕产期保健工作管理办法》和《孕产期保健工作规范》等法律、法规及规范性文件要求，遵循保健与临床相结合的妇幼卫生工作方针和"目标上移、重心下移、工作前移"的发展思路，上海市卫生局在原《上海市孕产期系统保健工作规范》（沪卫妇基〔2002〕10号）的基础上，结合本市孕产妇保健服务与管理的新发展和新需求，颁布《上海市孕产妇保健工作规范》，2013年2月1日实施，有效期为5年。原

《关于下发〈上海市孕产期系统保健工作规范〉的通知》（沪卫妇基〔2002〕10号）同时废止。

该规范要求各级卫生行政部门健全辖区内孕产期保健服务体系，包括孕产期系统保健服务网络、重点孕产妇管理网络和危重孕产妇会诊抢救网络。各级妇幼保健专业机构定期对辖区内各级医疗保健机构的孕产期保健工作进行质量检查与督导；开展各类特殊病例的管理和评审。

各级助产医疗机构协助开展孕情监测；规范开展助产技术服务，设置孕妇学校、产科门诊、产科病区、分娩区以及新生儿区，提供健康教育、产前检查、妊娠风险预警评估、住院分娩、孕产期疾病防治、产褥期保健和产后42天健康检查等服务；做好重点孕妇管理和危重孕产妇抢救工作。建立健全相关制度，加强业务培训、质量管理和做好相关信息的收集、记录和上报；接受卫生行政部门和专业机构的质量检查和督导管理。二、三级助产医疗机构为下级医疗保健机构提供相应的业务指导，并承担重点孕妇的转诊和会诊等工作；严格执行首诊负责制，严禁推诿、拒绝孕产妇；加强对怀孕妇女重点监护，尤其是综合性医院应充分发挥综合诊治和抢救能力优势。危重孕产妇会诊抢救中心经市卫生行政部门指定的本市危重孕产妇会诊抢救中心应当按要求加强组织建设和制度建设，接受对口区域危重孕产妇的会诊和转诊，确保绿色通道畅通，提高危重孕产妇救治能力；做好会诊、转诊和抢救的各项记录、报告和管理；组织疑难和危重病例讲解、分析，举办讲座等业务活动，帮助对口区县医疗机构的专业人员提高业务水平和救治能力。

12.《上海市母婴保健专项技术服务管理办法（2016版）》

为进一步提高出生人口素质，加强本市母婴保健专项技术服务管理，积极应对国家调整完善生育政策后妇幼健康服务需求增加和质量提升，保障母婴安全和健康，降低孕产妇、婴儿死亡率，维护妇女生殖健康，对《上海市母婴保健专项技术服务管理办法》（沪卫疾妇〔2008〕18号）进行了修订，形成《上海市母婴保健专项技术服务管理办法（2016版）》。

该办法要求各级卫生计生行政部门和各级妇幼保健机构要以保障母婴安全、维护妇女健康为宗旨，实施全行业领导、属地化管理，做到科学规划、合理布局。卫生计生行政部门要将开展母婴保健专项技术服务的医疗保健机构纳入质量管理体系，将定期质量督导和检查结果作为科学规划和机构设置的重要条件和主要内容。对开展母婴保健专项技术服务的医疗保健机构实行属地化和全行业管理。各级卫生计生行政部门应依据有关法律法规以及相关技术规范和基本标准严格审批。建立审批责任制，坚持谁审批、谁把关、谁负责，确保母婴安全和妇女健康。建立有序增减、动态进退的机制,对已经许可开展母婴保健专项技术服务但尚不符合设置标准的医疗机构,各级卫生计生行政部门应依法注销相关专项技术服务执业证书。同时,依法严厉打击非法行医活动和医疗欺诈行为,规范医疗机构医疗广告发布行为,严禁发布虚假、违法医疗广告。对违反工作规范和相关制度,造成孕产妇、新生儿或节育手术和终止妊娠技术受术者死亡的,按照有关规定对当事机构和人员从严处理,依法注销《母婴保健专项技术服务执业证书》和《母婴保健技术考核合格证书》。

(刘晓爱 黄 群 陈淑芳)

参考文献

[1] Hogan MC, Foreman KJ, Naghavi M, et al. Maternal mortality for 181 countries, 1980 - 2008: a systematic analysis of progress towards Millennium Development Goal 5 [J]. Lancet, 2010, 375: 1609 - 1623.

[2] 王道民. 上海卫生年鉴(1992)[M]. 上海: 上海科学技术文献出版社, 1993.

[3] 王道民. 上海卫生年鉴(1994)[M]. 上海: 上海科学技术文献出版社, 1995.

[4] 刘俊. 上海卫生年鉴(1996)[M]. 上海: 上海科学技术文献出版社, 1996.

[5] 刘俊. 上海卫生年鉴(1998)[M]. 上海: 上海科学技术文献出版社, 1998.

[6] 刘俊. 上海卫生年鉴(1999)[M]. 上海: 上海科学技术文献出版社, 1999.

[7] 刘俊. 上海卫生年鉴(2000)[M]. 上海: 上海科学技术文献出版社, 2000.

[8] 刘俊. 上海卫生年鉴(2001)[M]. 上海: 上海科学技术文献出版社, 2001.

[9] 刘俊. 上海卫生年鉴(2002)[M]. 上海: 上海科学技术文献出版社, 2002.

[10] 刘俊. 上海卫生年鉴(2003)[M]. 上海: 上海科学技术文献出版社, 2004.

[11] 刘俊. 上海卫生年鉴(2004)[M]. 上海: 上海科学技术文献出版社, 2005.

[12] 陈志荣. 上海卫生年鉴(2007)[M]. 上海: 上海交通大学出版社, 2009.

[13] 华嘉增. 妇女保健新编[M]. 上海: 复旦大学出版社, 2001: 139 - 155.

[14] 华嘉增. 妇女保健新编[M]. 2 版. 上海: 复旦大学出版社, 2005: 126 - 146.

[15] 朱丽萍, 华嘉增. 现代妇女保健学[M]. 上海: 复旦大学出版社, 2011: 356 - 382.

第三章

出生缺陷的现状和预防策略

出生缺陷(birth defect)也称先天异常(congenital anomalies),泛指胚胎或胎儿发育紊乱引起的形态、结构、功能、代谢、精神、行为等方面的异常。这些异常可由染色体畸变、基因突变引起,也可由环境致畸因素或两者共同作用所致。其中,环境因素约占10%,遗传因素约占25%,环境因素与遗传因素相互作用和原因不明者约占65%。出生缺陷涉及广泛,疾病的种类繁多,包括先天畸形、智力障碍、代谢性疾病、先天性宫内感染、宫内发育迟缓与先天发育残疾如盲、聋、哑等,以及免疫性疾病、先天性肿瘤、胎儿病理等。

随着全球许多国家和地区疾病谱和死因谱的变化,出生缺陷正在成为婴儿死亡的主要原因,是目前全世界关注的一个重大公共卫生问题。出生缺陷是导致早期流产、死胎、围生儿死亡、婴幼儿死亡和先天残疾的主要原因,不但严重危害儿童生存和生活质量,影响家庭幸福和谐,也会造成巨大的潜在寿命损失和社会经济负担。出生缺陷已成为影响人口素质和群体健康水平的公共卫生问题,如不及时采取适当的干预措施,出生缺陷将严重制约我国婴儿死亡率的进一步下降和人均期望寿命的提高。

一、我国新生儿出生缺陷现状

（一）我国出生缺陷总体发生水平

出生缺陷病种繁多，目前已知的在 8 000～10 000 之间。通过出生缺陷监测可了解一个国家或地区人群主要出生缺陷的发生率及其动态变化趋势，并结合相关调查资料来估算出生缺陷的总体发生水平。据估计，我国出生缺陷总发生率约为 5.6%，以全国年出生数 1 600 万计算，每年新增出生缺陷约 90 万例，其中出生时临床明显可见的出生缺陷约 25 万例。根据世界卫生组织估计，全球低收入国家的出生缺陷发生率为 6.42%，中等收入国家为 5.57%，高收入国家为4.72%。我国出生缺陷发生率与世界中等收入国家的平均水平接近，但由于人口基数大，每年新增出生缺陷病例总数庞大。2011 年据上海市卫生局的统计资料显示，近 10 年来，上海的出生缺陷率基本在 8‰～10‰波动，如果加上出生后逐渐显现的缺陷，根据国内外研究结果测算，出生缺陷发生率为 5% 左右。近年来，上海每年有 12 万至 14 万新生儿出生。根据推算，其中有六七千名孩子存在出生缺陷。

我国于 1986 年建立了以医院为基础的出生缺陷监测系统，监测期为孕满28 周至出生后 7 天，重点监测围生儿中 23 类常见的结构畸形、染色体异常及少部分遗传代谢性疾病。该系统获得的围生期出生缺陷发生率主要反映了出生时临床明显可辨认出生缺陷的发生水平，在一定程度上受到诊断水平、监测期等因素的影响。1996 年卫生部为了提高我国妇幼卫生检测的质量，便于监测工作的管理和监测资料的交流分析，将全国出生缺陷监测、全国孕产妇死亡监测和 5岁以下儿童死亡监测进行了监测点统一，从而进一步提高了出生监测系统的监测能力。全国出生缺陷监测数据表明，我国围生期出生缺陷总发生率呈上升趋势，由 2000 年的 109.79/万上升到 2011 年的 153.23/万。2014 年 9 月 15 日，上海市妇幼保健中心与上海交通大学 Bio-X 研究院合作，成立上海市出生缺陷研究和检测中心。该中心作为出生缺陷防治工作的重点基地，承担国家和本市出生缺陷防治、提高出生人口素质、生殖健康促进等相关保健服务和重大研究项目。上海市新生儿出生缺陷（出生 7 天内）监测数据分别为：2011 年 105/万、2012 年 117/万、2013 年 97.5/万。

（二）主要出生缺陷病种的发生现状

1. 围生期常见出生缺陷的发生率顺位

我国出生缺陷监测（监测期为孕满 28 周至出生后 7 天）数据表明，2000—

2011 年期间,先天性心脏病、多指(趾)、唇裂伴或不伴腭裂、神经管缺陷、先天性脑积水等 10 类疾病是我国围生儿前 10 位高发畸形(见表 3-1)。2000 年这 10 类畸形占所有出生缺陷病例的 72.1%,2011 年这一比例下降到 65.9%;2011 年,先天性心脏病占所有监测发现病例的 26.7%。

表 3-1　围生期出生缺陷发生率顺位(1/万)

顺位	1996 年	2000 年	2005 年	2010 年	2011 年
1	总唇裂 (14.50)	总唇裂 (14.07)	先天性心脏病 (23.96)	先天性心脏病 (28.82)	先天性心脏病 (40.95)
2	神经管缺陷 (13.60)	多指(趾) (12.45)	多指(趾) (14.66)	多指(趾) (15.91)	多指(趾) (16.73)
3	多指(趾) (9.20)	神经管缺陷 (11.96)	总唇裂 (13.73)	总唇裂 (13.17)	总唇裂 (11.43)
4	脑积水 (6.50)	先天性心脏病 (11.40)	神经管缺陷 (8.84)	神经管缺陷 (6.48)	脑积水 (5.47)
5	先天性心脏病 (6.20)	脑积水 (7.10)	脑积水 (7.52)	脑积水 (6.00)	马蹄内翻 (5.17)
6	肢体短缩 (5.21)	肢体短缩 (5.79)	肢体短缩 (5.76)	马蹄内翻 (5.08)	尿道下裂 (5.03)
7	马蹄内翻 (4.69)	马蹄内翻 (4.97)	尿道下裂 (5.24)	尿道下裂 (4.87)	并指(趾) (4.88)
8	尿道下裂 (3.08)	尿道下裂 (4.07)	马蹄内翻 (5.06)	并指(趾) (4.81)	神经管缺陷 (4.50)
9	并指(趾) (3.08)	并指(趾) (3.95)	并指(趾) (4.94)	肢体短缩 (4.74)	肢体短缩 (4.09)
10	小耳 (2.86)	直肠肛门闭锁或狭窄 (3.43)	小耳 (3.60)	小耳 (3.09)	小耳 (2.79)

(数据来源:全国出生缺陷监测系统)

2. 围生期常见出生缺陷的发生率趋势

近 10 年来,随着出生缺陷防治工作力度进一步加强,部分对干预措施敏感的致死和严重致残出生缺陷发生率逐步下降;同时,由于医疗机构对内脏畸形等出生缺陷的诊断能力逐步提高,先天性心脏病等部分出生缺陷的围生期发现率上升。

全国围生期神经管缺陷发生率由 1987 年的第 1 位(27.4/万)下降到 2011 年的第 8 位,为 4.50/万;2000—2011 年期间,下降幅度达 62.4%;其中,农村下降幅度达到 72.8%,城市下降幅度达到 64.5%(图 3-1)。

全国围生期肢体短缩畸形发生率由 2000 年的 5.81/万降至 2011 年的 4.09/万,下降了 29.6%,其中城市降幅达 35.5%,农村降幅为 27.6%(图 3 - 2)。

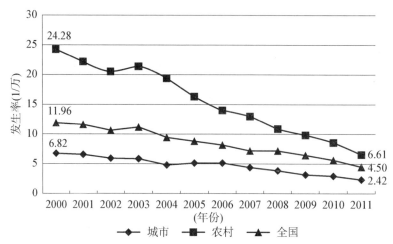

图 3 - 1　2000—2011 年全国围生儿神经管缺陷的发生率趋势

(数据来源:全国出生缺陷监测系统)

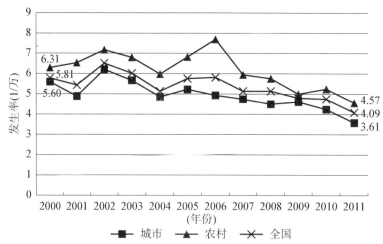

图 3 - 2　2000—2011 年全国围生儿肢体短缩的发生率趋势

(数据来源:全国出生缺陷监测系统)

2000—2011 年围生期先天性心脏病发生率呈上升趋势(图 3 - 3)。2011 年全国先天性心脏病发生率为 2000 年的 3.56 倍,其中城市为 4.41 倍,农村为 2.97 倍。

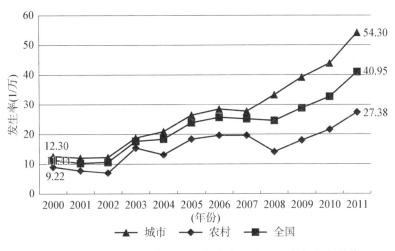

图 3-3 2000—2011 年全国围生期先天性心脏病发生率趋势

（数据来源：全国出生缺陷监测系统）

3. 其他出生缺陷的发生情况

唐氏综合征等一些出生缺陷危害性大，干预措施明确，受到政府和社会的高度关注。调查显示，我国唐氏综合征发生率约为 14.7/万。2008—2010 年全国先天听力障碍发生率分别为 19.9/万、21.5/万和 21.9/万。2009—2011 年全国苯丙酮尿症发生率分别为 0.73/万、0.76/万和 0.72/万，先天性甲状腺功能低下症发生率分别为 4.90/万、4.63/万和 4.75/万。此外，珠蛋白生成障碍性贫血（地中海贫血）在广西、海南、云南、广东、贵州等南方省份高发，其人群基因携带率在广西、海南、云南达 20% 以上。

（三）出生缺陷成为我国重大公共卫生问题

近 30 年来，随着社会经济的快速发展和医疗服务水平的提高，我国婴儿死亡率和 5 岁以下儿童死亡率持续下降，危害儿童健康的传染性疾病逐步得到有效控制，与此同时，出生缺陷问题却日益凸显，成为影响儿童健康和出生人口素质的重大公共卫生问题。我国每年新发出生缺陷例数高达 90 万例，部分出生缺陷发生率呈上升态势。据测算，我国每年将新增先天性心脏病超过 13 万例，神经管缺陷约 1.8 万例，唇裂和腭裂约 2.3 万例，先天性听力障碍约 3.5 万例，唐氏综合征 2.3 万～2.5 万例，先天性甲状腺功能减低症 7 600 多例，苯丙酮尿症 1 200 多例。

1. 出生缺陷逐渐成为婴儿死亡的主要原因

出生缺陷在发达国家已成为婴儿死亡的第 1 位原因。这一趋势在我国也逐渐显现,出生缺陷在全国婴儿死因中的构成比顺位由 2000 年的第 4 位上升至 2011 年的第 2 位,达到 19.1%。(见表 3-2,图 3-4)

表 3-2　2000 年和 2011 年婴儿死亡率及出生缺陷占死因的构成

	2000 年		2011 年	
	死亡率(‰)	构成比(%)	死亡率(‰)	构成比(%)
城市	11.8	25.5	5.8	23.7
农村	37.0	11.5	14.7	18.3
全国	32.2	12.5	12.1	19.1

(数据来源:全国 5 岁以下儿童死亡监测系统)

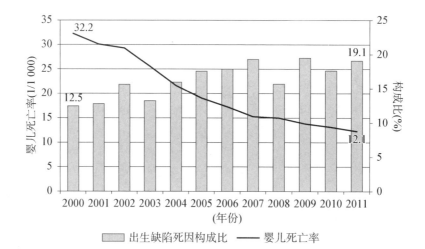

图 3-4　2000—2011 年全国婴儿死亡率趋势及出生缺陷死因构成变化

(数据来源:全国 5 岁以下儿童死亡监测系统)

2. 出生缺陷是儿童残疾的重要原因

随着医疗技术的发展和卫生保健水平的提高,出生缺陷患儿的生存率不断提高。国际研究显示,出生缺陷儿中约 30% 在 5 岁前死亡,40% 为终身残疾。据调查,我国残疾人口中,先天性致残者约 814 万,约占残疾人总数的 9.6%;其中,肢体残疾、听力残疾和智力残疾所占比例较大,分别为 28.62%、24.97% 和 21.57%;在 998 万智力残疾人口中,先天性残疾占 21.36%。

3. 出生缺陷的疾病负担巨大

出生缺陷降低了人群健康水平和人口素质,因治疗、残疾或死亡导致的疾病负担巨大。1998 年美国对主要先天畸形所导致的医疗经济负担进行了卫生经济学研究(见表3-3)。根据2003年的资料测算,我国每年因神经管缺陷造成的直接经济损失超过2亿元,每年新出生的唐氏综合征生命周期的总经济负担超过100亿元,新发先天性心脏病生命周期的总经济负担超过126亿元。在社会保障水平总体偏低的情况下,出生缺陷导致的因病返贫、因病致贫现象在中西部贫困地区尤为突出。出生缺陷不但严重影响儿童的生命和生活质量,给家庭带来沉重的精神和经济负担,而且也严重地制约了我国人力资源的可持续发展,是导致我国人口潜在寿命损失的重要原因。

表3-3　美国预测的主要先天畸形医疗经济负担(美元)

畸形种类	总费用(亿)	每例新增患者费用(万)
唐氏综合征	18.48	45.1
脊柱裂	4.89	29.4
法洛四联症	3.60	26.2
先天性膈疝	3.64	25.0
唇腭裂	5.97	10.1
上肢缩短	1.67	19.9
下肢缩短	1.70	9.9
脐膨出	1.32	17.6
气管闭锁	1.65	14.5
直肠肛门闭锁	2.19	12.3
腹裂	1.09	10.8

二、出生缺陷三级预防策略

经过数十年的不懈努力与探索实践,中国出生缺陷防治工作取得了积极进展和巨大成效。但是,也应清醒地看到,我国出生缺陷防治工作仍然面临严峻挑战。一是我国人口基数大,出生缺陷患儿绝对数量多,地中海贫血等地方性出生缺陷病种高发;影响出生缺陷的环境和社会因素增多,育龄妇女环境有害物质暴露增加;高龄产妇比例逐年上升;艾滋病和梅毒等感染性疾病依然严重威胁着妊娠安全。二是出生缺陷病种多、病因复杂,且多数病因不明,缺乏特异性的干预技术和措施;同时,受经济条件、医疗水平、地理环境、传统文化、健康知识普及程度等因素的影响,一些有效的干预措施尚未得到应用和普及。三是出生缺陷防治地区间发展不平衡,中西部地区的出生缺陷防治工作明显落后于东部地区,防治体系不健全,综合防治能力不足。2011年东部地区的新生儿遗传代谢性疾病筛查率是西部地区的2倍以上,新生儿听力筛查率是西部的近5倍。四是出生缺陷综合防治能力亟待加强。出生缺陷防治网络尚不完善,婚前医学检查率低,产前筛查、新生儿疾病筛查等尚未全面开展;出生缺陷防治专业人才队伍建设、学科建设和科学研究亟需加强;出生缺陷患儿医疗保障制度有待进一步完善。

(一)一级预防措施广泛开展

一级预防是受孕前干预,防止出生缺陷儿的发生。推行一级防治措施,减少出生缺陷的发生。广泛开展社会宣传和健康教育,继续免费增补叶酸,推广免费婚前医学检查,开展婚前保健和咨询指导,规范孕前咨询和孕前、孕早期医疗保健服务。加强女职工劳动保护,避免准备怀孕和孕期妇女接触有毒有害物质和放射线。具体措施有:①增补叶酸和对缺碘地区补碘,可以预防神经管畸形和克汀病;②接种风疹疫苗;③严格控制孕早期用药;④开展防氟宣传,加大防氟改水投资,减少"饮水型"氟中毒;⑤孕期加强保健,避免接触有毒有害的化学物质;⑥早期发现和治疗全身性疾病;⑦遗传指导,避免近亲结婚;⑧改变不良生活习惯。

(二)二级预防措施逐步落实

二级预防为产前干预,是在出生缺陷儿发生之后,通过各种手段检出严重缺陷的胎儿,阻止其出生。落实二级防治措施,在孕期定期做好孕期保健检查,孕早期指导预防疾病,谨慎用药,避免接触有害物质及病毒感染,加强对高危人群的管理和监测,尽早和定期进行孕期检查,积极做好产前筛查及诊断,提高宫内诊断水平,提高孕期严重出生缺陷发现率,提高产前筛查服务覆盖率和产前诊断水平。及时发现出生缺陷,选择性终止妊娠,减少出生缺陷儿的出生。对存活的出生缺陷儿积极进行治疗和康复,提高生命质量。2011年全国孕产妇产前检查率和系统管理率已经达到93.7%和85.2%。据联合国儿童基金会报告,中国产前检查率明显高于发展中国家的平均水平(77%)。2011年全国唐氏综合征产前血清学筛查率为22.7%,较2008年提高了7.5%。

(三)三级预防措施不断推进

三级预防是出生后干预,在缺陷儿出生之后,及时检测诊断,给予适当治疗,防止残疾。加强三级防治措施,减少先天残疾的发生。推进新生儿疾病筛查,健全新生儿遗传代谢性疾病和听力筛查网络,逐步提高新生儿遗传代谢性疾病筛查率和新生儿听力筛查率,加强确诊病例的治疗和干预,提高确诊病例治疗率。

各地不断推进新生儿先天性甲状腺功能减低症、苯丙酮尿症等遗传代谢性疾病和听力障碍筛查工作,新生儿疾病筛查率和治疗率不断提高。全国新生儿遗传代谢性疾病筛查率已从 2002 年的 15% 提高到 2011 年的 69.6%;2010 年全国新生儿听力筛查率为 39.9%,较 2008 年提高了 10%。北京、天津、上海、江苏、浙江、山东等地的新生儿遗传代谢性疾病筛查率已超过 95%,新生儿听力障碍筛查率达到 90% 以上。部分地区已将先天性心脏病、葡萄糖-6-磷酸脱氢酶缺乏症、先天性肾上腺皮质增生症等病种纳入新生儿疾病筛查范围。

(四)综合防治体系逐步健全

城市居民由于生活环境、营养、卫生保健等条件优越以及能及早发现畸形儿并及时处理,可能是城市出生缺陷儿减少的原因之一,但目前环境污染特别是电脑、放射线等可导致出生缺陷应引起重视。农村孕妇与各种农药如有机磷、苯等有害物质接触较多,使胎儿畸形率增加。孕早期原因中,原因不明者占首位,主要是出生缺陷受环境、遗传、生活行为、营养状况、卫生保健等多因素的影响,在现实生活中很难准确诊断是何原因致畸,孕早期病毒感染、发热等对出生缺陷也有影响。出生缺陷已经是严重的公共卫生问题,并且已经影响到经济发展与人们正常的生活,这就要求我们在加强监测工作的同时找出出生缺陷发生的相关因素,做好出生缺陷的综合预防。出生缺陷干预是一个系统工程,需要全社会参与。

进一步完善出生缺陷综合防治体系,加强产前筛查、产前诊断、新生儿遗传代谢性疾病和听力障碍筛查以及诊断和治疗康复等机构的建设,健全出生缺陷综合防治服务网络。加强妇产科、儿科、妇幼保健、产前诊断、医学遗传培训基地和重点学科的建设,开展遗传咨询、产前筛查、产前诊断、新生儿疾病筛查等方面的业务培训和专业人才培养,促进产前筛查、新生儿疾病筛查等干预措施的广泛开展,不断提高医疗保健机构出生缺陷防治服务能力和水平。完善新生儿疾病筛查、诊断、康复、随访和管理等服务的有效衔接机制,提高出生缺陷综合防治效率和效果。开展出生缺陷防治对口支援工作,不断提高西部地区出生缺陷综合防治能力。支持贫困地区实施免费婚前医学检查、产前筛查、产前诊断和新生儿疾病筛查服务。逐步将出生缺陷患儿的治疗和康复纳入基本医疗保障。鼓励和支持社会力量参与出生缺陷防治,动员各方面资源和力量,共同推进出生缺陷防治工作。

初步建立了包括妇幼保健机构、综合医院、妇女儿童专科医院、基层医疗卫生机构、相关科研院所等在内的出生缺陷综合防治体系,广泛开展出生缺陷防治社会宣传、健康教育、婚前医学检查、计划生育咨询指导、孕产妇保健和新生儿疾病筛查、诊断和治疗等一系列综合防治服务。推进产前筛查、产前诊断和新生儿疾病筛查机构建设,目前全国 85.2% 的妇幼保健机构开展了婚前保健工作;有 600 多个机构开展了产前筛查和产前诊断服务;有 185 个新生儿遗传代谢疾病筛查中心,新生儿疾病筛查网络扩大到 22 598 个血片采集机构,比 2006 年增加了 4 047 个,有 7 000 多所医院开展了新生儿听力筛查服务。同时,深入开展出生缺陷防治专业人员技术培训、资格认证、质量评估等工作,推广适宜技术,落实出生缺陷三级预防措施,出生缺陷综合防治能力逐步提高。

三、遗传咨询

(一) 定义

遗传咨询始于 20 世纪 30—40 年代。早期的遗传咨询将遗传性疾病的诊断和再发风险的计算作为目标。1975 年美国人类遗传学协会规范了遗传咨询的范围并对遗传咨询作了定义:遗传咨询是关于遗传病在家庭里的出现或发生风险的交流过程。在这个过程中由经过遗传学训练的专业人员来为咨询者及其家属提供帮助。包括:①理解有关遗传病的基本情况,包括诊断、预后和处理措施;②明确疾病的遗传方式和特定亲属的再发风险;③了解有关疾病的诊断和防治方法及其可能的选择,如产前诊断、生育方法的改变等,并根据再发风险和咨询者生育目标选择出最适合的措施;④制定妥善安排和照顾已患病的家庭成员的措施,这包括家庭和可能提供的社会福利等。

与临床遗传病门诊和遗传学实验室检查或筛查不同,遗传咨询是一个交流的过程,在某些情况下则是一个心理治疗的过程。遗传咨询的目的是让咨询者对有关的疾病性质及其在家庭里的发生有明确的理解,了解对疾病防治的可能性选择并最后作出自己的决定。

为适应最近十几年基因组学的迅速发展以及对遗传咨询师本身职业的新要求,美国国家遗传咨询协会于 2006 年对遗传咨询重新作了定义,即遗传咨询是一个帮助人们理解和适应遗传因素对疾病的作用及其对医学、心理和家庭的影响的程序。这一程序包括:①通过对家族史的解释来评估疾病的发生或再发风险率;②进行有关疾病的遗传、实验室检测、治疗处理及预防的教育,并提供与疾病有关的各种可以求助的渠道及研究方向;③辅导促进知情选择和对所患疾病及再发风险的逐步认知和接受。

在新定义的指导下,遗传咨询的范围将不断扩展,未来遗传咨询的内容会更广泛,包括机体对药物治疗敏感性或对环境污染反应的遗传多态、人的正常行为和生理特征等的遗传咨询。可以预见,在未来遗传咨询的基本原则不变,但遗传咨询的内容会不断更新。

(二)遗传咨询对象

遗传咨询对象包括:①遗传筛查阳性者;②高龄孕妇,即孕妇年龄达到或者超过35周岁者;③有遗传病或先天畸形的家族史或生育史者;④父母之一是遗传病患者或遗传病基因携带者;⑤有不明原因的反复流产、死胎、死产或新生儿死亡者;⑥父母是遗传病基因携带者;⑦近亲婚配或不孕不育者;⑧孕期接触不良环境因素及患有某些慢性病者;⑨性腺或第二性征发育异常者;⑩肿瘤和遗传因素明显的常见病患者。

(三)遗传咨询的过程

1. 获取信息

遗传咨询的第一步是获取信息。家族史的获取是遗传咨询过程中重要的一部分。在获取信息过程中,了解医疗史同样重要,如以往和现在妊娠的情况,包括并发症和可能的致畸因素。通常,临床特征和诊断应被证实,证实方法包括查看先证者病历资料和查看家族中有关人员的资料。在整个咨询过程中应该了解咨询者及家人对疾病原因的认识,他们的情感、经历、社会地位、教育和文化等。

2. 建立和证实诊断

尽管遗传病的诊断通常可以从病史记录中获取,但相当部分通过咨询门诊后重新建立。根据详细的病史资料,了解夫妇双方三代直系血亲相关疾病情况,同时应进行系统的体格检查和实验室检查以明确诊断。

3. 风险评估

在许多病例中,咨询者关心的中心问题是未来再生育或个体患病的风险。根据遗传性疾病的类型和遗传方式,咨询师可以通过分析系谱,了解遗传类型及个体与先证者的关系,做出风险评估,预测子代再发风险率。各种致畸因素对胚胎或胎儿的影响则应根据致畸因素的毒性、接触方式、剂量、持续时间以及胎龄等因素,综合分析其对胚胎、胎儿的影响作出判断。

4. 近亲结婚对遗传性疾病的影响

近亲结婚是指夫妇有共同祖先,有血缘关系,当一方为某种致病基因的携带者,另一方很可能也是携带者,婚后所生的子女中常染色体隐性遗传病的发生率将会明显升高。

5. 提出建议和对策

遗传咨询时,除了要耐心解答患者及其家属所提出的问题外,更重要的是提供有关遗传学方面的资料和今后应采取的具体措施。此外，还应注意他们对所提出的建议和忠告是否理解充分，因此解释必须充分，只有这样才能使他们正确对待和合理解决婚姻和生育问题，防止遗传病的发生。

在面临较高再发风险时，通常有如下选择：解除婚约或离婚；结婚但不生育；领养孩子；辅助生育（人工授精；捐卵者卵子体外受精，子宫内植入等）；植入前诊断；产前诊断。

6. 心理咨询

咨询者及家人在得知诊断或疾病发生和再发风险时通常会产生强烈的情绪波动。咨询师在给出信息时必须了解和处理这一心理问题。在一定情况下，对胎儿或新生儿的诊断需要咨询者作出快速的决定，包括一些痛苦的决定。有时检查结果会否定咨询者本身的一贯认识，从而使咨询者感到迷茫。在提出各种可能的选择时，咨询师应帮助咨询者想象各种选择对于他们和家庭的影响。对于一些过度或变态的心理反应，超出了咨询师心理治疗能力范围，应将咨询者介绍到专门的遗传病和出生缺陷的心理治疗机构。

（四）遗传咨询必须遵循的原则

1. 正确的诊断

要进行遗传咨询，首先必须有正确的诊断。确切的诊断不仅对再发风险的推算是重要的，而且对未来准确的产前诊断也是必须的。在咨询中不仅要了解属于何种遗传病，同时还要知道属于该种遗传病的何种亚型。因为不同的亚型其遗传类型往往也不同。

2. 自愿的原则

即完全尊重咨询者自己的意愿。目前普遍实行的原则是当事者必须知情、被检查者和家人有权利自己作出决定，特别是有关遗传学检查和再生育问题。这种选择不受任何外来压力和暗示影响。

3. 平等的原则

理想的状况是遗传咨询、遗传病诊断和治疗应该平等地提供给所有需要并且选择遗传学服务的人。目前的情况是遗传学服务多数在大城市进行，小城市、经济落后的地区欠缺。在中国，广大农村地区遗传学服务资源明显欠缺。

4. 非指令性咨询的原则

在遗传咨询的选择中，往往没有绝对正确的方案，也没有绝对错误的方案。因此，非指令性咨询的原则一直是医学遗传咨询遵循的原则，同时也被世界卫生组织遗传咨询专家委员所认可。在2003年我国卫生部颁布的《产前诊断管理办法》中明确提出医生可以提出医学建议,患者及其家属有知情选择权。

5. 尊重患者、保护隐私的原则

大部分咨询者和家属对医学遗传学缺乏了解,对自己身体内存在的致病基因,并将会将其传给后代,往往感到痛苦和内疚。应向患者及家属讲清楚,在群体中本来就存在一定数量的致病基因,每个人都有同等的机会具有这种致病基因,其后代可能由此致病,这是偶然的不幸,并不是个人的过失,以打消他们的顾虑或家庭成员的误会。同时注意保护咨询者及其家属的隐私。

(五)遗传咨询的类别

常分为婚前咨询、孕前咨询、产前咨询和一般遗传咨询。

婚前咨询及婚前检查涉及的内容是发现男女一方或双方以及家属中有遗传性疾病,回答能否结婚、能否生育等具体问题。孕前咨询的目的是指导夫妇双方如何选择身体健康状态最佳,以及环境条件最适宜的情况下怀孕。并向遗传病和非遗传病患者及其家属阐明妊娠的可能风险以及提供适当的措施以改善妊娠的结果。产前咨询的主要问题:夫妻一方或家属曾有遗传病儿或先天畸形儿,下一代患病概率有多大;妊娠期间患病、用药、接触化学品、毒物等对胎儿的可能风险等。一般遗传咨询包括:本人或亲属所患疾病是否遗传病及对下一代风险;夫妻多年不孕或习惯性流产,希望获得生育指导等。

(六)人类遗传性疾病的风险评估

1. 染色体病

染色体病是由于染色体数目异常或结构畸变而引起的疾病,是导致新生儿出生缺陷最多的一类遗传病。绝大多数由亲代的生殖细胞染色体畸变引起,极少数由父母一方染色体平衡易位引起,根据核型分析可判断子代的遗传风险。常见病有21三体综合征、18三体综合征、13三体综合征、XO综合征、XXY综合征等。

2. 单基因遗传病

单基因遗传病。①常染色体显性遗传:患者往往为杂合子,若夫妇双方之一为患者,其子女患病危险率为50%。常见病如马方综合征、软骨发育不全、成骨发育不全等。②常染色体隐性遗传:患者为纯合子,患者双亲往往都是无病的,但他们都是携带者,再生育同样患儿概率为25%。常见病如苯丙酮尿症、白化病、黑蒙性痴呆等。③X连锁显性遗传:夫妇中,男方为患者,女方正常,所生男孩都是正常的;如女方是患者,男方正常,则所生男孩和女孩发病概率各为50%。常见病如抗维生素D佝偻病、遗传性肾炎等。④X连锁隐性遗传:夫妇中男方患病女方正常,所生男孩均正常,女孩为携带者;女性携带者与正常男性结婚,后代中女孩50%为携带者,50%正常,男孩50%发病。常见病如甲型血友病,假肥大型进行性肌营养不良等。

3. 多基因遗传病

多基因遗传病。多基因遗传病与两对以上基因有关,病种不同其遗传度高低也不同,所以多基因遗传病的复发风险率的推算比较复杂。在估计多基因遗传病的亲属患病概率时要考虑群体患病率、亲属等级、患者性别、患者病情轻重等因素。常见病如先天性肥大性幽门狭窄、唇腭裂等。

4. 线粒体遗传病

线粒体遗传病。线粒体遗传病属母系遗传,该病并不常见,但突变的线粒体DNA基因型是普遍存在的。目前线粒体基因病的再发风险尚无可靠的推算方法,其与多基因遗传患者病情严重程度与再发风险相关的特点有相同之处。常见病如肌阵挛性癫痫伴破碎红纤维综合征、Leber遗传性视神经病等。

（七）我国目前遗传优生工作现状

自1995年《中华人民共和国母婴保健法》公布实施后,推动了各地的遗传优生咨询、诊断工作。但与实际需求仍有明显差距。原因主要有:我国目前尚无真正经过专业培训的遗传优生咨询医师;遗传病种类繁多,易漏诊或误诊;可参考资料稀缺;遗传检测未广泛开展,影响分析、诊断质量。建议:专业培训遗传咨询师,考核后发证书;高校增设临床遗传学专业;各医院间相互转诊,信息互通。以提高工作质量和水平,减少或防止遗传病患儿的发病或遗传病患儿的出生。

上海交通大学 Bio-X 研究院贺林院士于2015年成立了中国遗传学会遗传咨询分会(CBGC),在国家卫计委能力建设和继续教育中心的指导下主办了多届遗传咨询师培训班(初、中、高级),培养了数千名遗传咨询师,为推动我国遗传咨询行业的发展作出了重要贡献。

（赵欣荣）

参考文献

［1］ 中华人民共和国卫生部. 中国出生缺陷防治报告[R]. 北京：2012.
［2］ 边旭明. 实用产前诊断学[M]. 北京：人民军医出版社,2011.
［3］ 李蔓,王蒇. 出生缺陷危险因素及诊断研究进展[J]. 中国妇幼健康研究,2007,18(4)：308-310.

［4］叶国兰. 出生缺陷相关因素及干预措施［J］. 中国妇幼保健,2007,22：3237–3238.

［5］周会燕. 出生缺陷干预途径及方法初探［J］. 中国临床医药研究杂志,2006,162：75.

［6］陆国辉. 产前遗传病诊断［M］. 广州：广东科学技术出版社,2002.

［7］陆国辉,徐湘民. 临床遗传咨询［M］. 北京：北京大学医学出版社,2007.

［8］乐杰. 妇产科学［M］. 北京：人民卫生出版社,2009.

［9］Milunsky A，Milunsky J. Genetic counseling：preconception, prenatal, and perinatal. In：Milunsky A, ed. Genetic disorders and the fetus, diagnosis, prevention and treatment ［M］. 4th ed. Baltimore：Johns Hopkins University Press, 1998,1.

［10］Biesecker BB, Marleau TM：The future of genetic counseling：an international perspective ［J］. Nature Genet. 1999,22：133.

［11］Baker DL, Schuette JL, Uhlmann WR, eds. A guide to genetic counseling ［M］. New York：Wiley-Liss, 1998.

［12］程在玉. 医学遗传学基础与临床［M］. 青岛：青岛出版社,1993.

［13］Resta RG. Defining and redefining the scope and goals of genetic counseling ［J］. Am J Med Genet Part C Semin Med GENET，2006,142C：269–75.

［14］Resta R，Biesecker BB，Bennett RL，et al. A new definition of genetic counseling：National Society of Genetic Counselors' Task Force Report ［J］. J Genet Counseling, 2006,15：77–83.

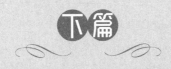

专题报告

第四章

多哈理论与人类健康

过去十多年来，国内外学者已开展了大量有关孕期营养、出生体重等生命早期发育状况与成人期血压、血脂、血糖、胰岛素敏感性，以及肥胖、骨质疏松乃至肿瘤等疾病发生率的相关性研究，并基于循证研究的结果提出了关于人类疾病起源的新概念，即健康和疾病的发育起源——多哈（DOHaD）概念。

一、多哈概念

什么是多哈？多哈（DOHaD）是"健康和疾病的发育起源"（developmental origins of health and disease）的英文字母缩写。提出多哈概念的目的在于提高高危人群的早期诊断率及早期干预，并为制定预防此类疾病的政策提供科学依据。

早在 1989 年，英国南安普顿大学流行病学家 Barker 教授通过对 20 世纪初出生于英国死于心血管疾病的男性患者的调查，发现低出生体重和一岁时体重低于正常标准的男性死于缺血性心脏病的人数较多。后来通过许多流行病学调查显示，胎儿宫内生长发育状况与某些成人疾病的发生存在一定的关联，根据这些研究结果，1998 年 Barker 提出了"成人疾病的胎儿起源"（fetal origins of adult disese，FOAD）假说，即著名的"Barker 假说"（Barker hypothesis）。这一假说认为胎儿在孕中晚期营养不良,会引起生长发育失调,从而导致成年后易患冠心病,并由此提出假说。"胎儿规划"(fetal program),即人的生长发育在胎儿期就规划好了。研究还发现与低出生体重相关的疾病还包括动脉粥样硬化、冠心病、2 型糖尿病、脑卒中、慢性支气管炎、骨质疏松以及胰岛素抵抗和代谢综合征(包括 2 型糖尿病、高血压和高血脂)等。此外,不仅是出生时体格小,还有孕妇体型异常(消瘦或超重、肥胖),孕妇的饮食、代谢和内分泌状态异常,新生儿早期的发育问题等,都会引起胎儿和新生儿的生理功能改变,进而增加成年期发生慢性疾病的概率。于是,"成人疾病的胎儿起源"的概念渐渐过渡到了DOHaD 理论。

DOHaD 理论的提出引起了各国流行病专家和研究学者的极大兴趣,相继展开了大规模研究,10 多年过去了,大量的研究结果从一定程度上证实了这一假说。

二、多哈理论的相关假说

(一)发育的可塑性(development plasticity)

发育的可塑性是指胎儿发育过程中,在不同的环境条件下,一个基因型能够产生许多不同的生理和形态学状态的现象称为发育可塑性。这种改变能够使胎儿更好地应对宫内环境的改变。

一般认为从妊娠第 9 周开始胎儿迅速生长,对外界环境变化敏感,并且有适应环境变化的能力,这种能力称为"可塑性",此期成为"可塑期"。人体许多组织和器官存在这样的可塑期,大部分是在宫内,并且随后逐渐减弱,而不同组织可塑期的时间不同。胎儿发育可塑性使胎儿通过自身稳态系统对环境做出适应性调整,以达到生存的目的。人类发育的可塑性存在于宫内、婴儿期和儿童早期,其中任何一个环节受到干扰都可能为成年疾病的发生埋下隐患。在发育可塑期,不利环境干扰器官发育过程中细胞的增殖和分化,改变细胞数量和类型,引发组织重建,不仅影响器官特有功能单位的形成,还可能改变组织中基因的表达,影响细胞信号通路,使其急速生成,细胞对急速的敏感性也随之改变。不同脏器发育的关键可塑期存在差异。

(二)适应性反应(daptive responses)

正因为胎儿在发育过程中存在可塑性,机体在面对环境干扰时,才能做出适应性的反应,机体对环境做出的适应性反应包括即刻的适应性反应(immediately adaptive responses, IAPs)和预测的适应性反应(predictive adaptive responses，PARs）。胎儿宫内发育不良时最明显的 IAPs 是胎儿生长减慢，胎儿生长受限（FGR）。FGR 产生的主要原因是胎盘传递给胎儿的营养减少，胎儿通过减少其代谢需求（降低胰岛素、胰岛素样生长因子 I 的浓度）适应不良的营养供给，或者重新分配胎儿血流保护重要脏器（脑）的发育，导致不对称的生长受限。这种改变虽然保证了胎儿存活，但是却导致低出生体重、新生儿并发症和死亡风险增加，成年疾病易感性也随之增加。IAPs 虽然带来暂时的存活优势，但却为远期健康埋下了祸根。

发育中的器官对其代谢环境很敏感，根据所预测出生后环境调节其内环境自稳调定点，选择发育轨迹，这一机制组成了 PARs。PARs 主要发生在可塑期，分为适当和不适当两种，适当的 PARs 所预测的环境引发的表型与未来实际环境相"匹配"（match），发育成熟的器官适应能力强，机体保持健康，具有进化优势；反之，不适当的 PARs 所预测的环境引发的表型与实际环境"不匹配"，发育成熟的器官不能适应可塑期以外的环境，导致成年后相应疾病的发生。

（三）节约基因型假说

1962 年 Neel 引入节约基因假说解释肥胖和糖尿病的流行，这是最早应用的"节约基因型"理论。Neel 提出，在远古时期，由于食物供应的不确定性和食物不能被长期保留，人类的食物摄入形式基本上是"饱一顿、饥一顿"，那些能够在最大程度上有效利用食物的个体具有生存的优势。在经历了反复的饥荒选择之后，那些具有生存优势（即在利用能量上最"节俭"）的个体被自然选择保留下来。在这些被保留下来的个体基因组中调节胰岛素分泌的基因（节俭基因）具有在饱餐后大量分泌胰岛素的能力。因此，在这些个体摄入的大量食物所造成的高血糖可以被转化利用，减少了能量（葡萄糖）在尿中的丢失。在人类进化的近期，由于食物的供应基本有了保证，在进化上曾经显示出优势的节俭基因型对生存而言虽无明显作用，但却仍然被保存下来，其结果是餐后的高胰岛素血症导致继发的胰岛素抵抗，并随之出现细胞的功能衰竭和糖尿病。

（四）节约表型假说（thrifty phenotype hypothesis）

Barker 和 Hales 解释低出生体重（LBW）和成年后 2 型糖尿病（T2DM）危险性增加之间的关联时，引入"节约表型"这一概念，认为暴露于宫内营养不良环境，胎儿对这种不良环境做出的调节或适应，优化其能量供给，选择合适的生长轨迹，保持重要脏器的发育，使机体得以存活，这样的个体对生活方式的改变更加敏感，引发成年期代谢疾病，并提出了成人疾病的胎儿起源（fetal origins of adult disese，FOAD）假说。胎儿在发育过程中，遇到不利的生长环境，如营养不良,将改变其发育轨道,改变新陈代谢方式,即胎儿变得"节俭",以分解代谢为主,通过消耗自身物质而降低生长速度,与此同时,流经肝脏和其他腹部器官的血液量减少,以保证心血管和神经系统的发育,这种改变持续很长时间,甚至是永久性的。节约表型假说认为胎儿通过最大限度地利用匮乏的营养供应来适应宫内不良环境以保证生存,而保证生存需要的某些器官的顺利发育可能会导致其他组织永久性的发育和功能方面的改变。

(五)基因环境的相互作用(gene-environment interaction)

传统观点认为,基因与环境之间的相互作用控制疾病的易感性,现在可以扩大到表观遗传作为一个重要的决定人类疾病起源的因素。表观遗传过程是由生物体的基因与环境相互作用,产生其表型,并提供一个框架以解释个体差异和细胞、组织或器官的独特性,尽管它们具有相同的遗传信息。表观遗传的主要调控包括蛋白质修饰、DNA甲基化和非编码RNA。它们调节关键细胞的功能,如基因组稳定、X染色体失活、基因印迹、对非印迹基因中心编程以及运转发育可塑性。通常,DNA甲基化、组蛋白甲基化、染色质的固缩、DNA的不可接近性以及基因处于抑制或静息状态有关。而DNA的去甲基化、组蛋白的乙酰化和染色质固缩的开启,则与转录的启动、基因活化和行驶功能有关。这意味着,不用改变基因本身的结构,而是改变基因转录的微环境就可以决定基因的活性,令其静息或者使其激活。越来越多的研究显示,父母的饮食、环境和其他危险因素都可能影响胎儿DNA的甲基化模式,并对以后的健康产生永久性影响。此外,环境引起的DNA甲基化模式的变化甚至会跨代遗传。

(六)匹配/不匹配、PARs及DOHaD——概念上趋于统一

PARs分为适当和不适当两种,适当的PARs所预测的环境引发的表型与实际环境相"匹配",机体保持健康;反之,不适当的PARs所预测的环境引发的表型与实际环境"不匹配",导致成年疾病的发生,表型与环境不匹配度决定了个体对慢性疾病的易感性,即"匹配/不匹配模型(match-mismatch model)"。这一模型揭示了与生活方式相关疾病在经济转型国家流行的原因,如FGR的胎儿出生后可获得的营养增加。还解释了出生体重与成年疾病的危险性受到出生后环境的影响:随着全球营养环境的改变,即使是正常发育的个体,出生后体重快速增加,因不匹配导致的疾病易感性也在不断增加。在现代生活模式下,过度的高脂饮食孕妇其子代出生后,仍然暴露于高脂环境,尽管出生前后生活环境极可能"匹配",但子代失调的代谢表型却进一步加剧。最近的研究认为,高脂饮食导致发育中脂肪异位(生殖腺和肝脏)沉积的启动,断乳后接受高脂饮食的刺激,脂肪

异位沉积加重。因此，匹配学说不适用于这种极端营养状态。

从"胎儿起源"到"发育起源"。Barker 在 1995 年提出了"胎儿起源假说"，这一假说认为胎儿在孕中晚期营养不良会引起生长发育失调，从而导致成年期易患冠心病，FOAD 假说成功解释了宫内环境在成年慢性疾病发生发展中的作用。随着研究的深入和扩展，目前该领域已经从单纯强调胎儿期环境因素的影响发展到关注生命发育的全过程。在人类，出生后早期营养主要取决于喂养方式和能量摄入量。目前普遍认为，母乳喂养对子代远期健康起一定保护作用，特别是与子代儿童期肥胖的发生率密切相关。荟萃分析显示，与配方奶喂养学龄儿童比较，母乳喂养学龄儿童肥胖发生率降低 15%～25%。基于上述研究，形成 DOHaD 假说：人类在早期发育过程中（包括胎儿、婴儿、儿童时期）经历不利因素（营养不良、营养过剩、激素暴露等），组织器官在结构和功能上会发生永久性或程序性改变，影响成年期糖尿病、代谢综合征、心血管疾病、精神行为异常等慢性非传染性疾病的发生发展，成为成年期慢性非传染性疾病病因研究的重要组成部分。

现在，早期提出的 FOAD 概念，已发展成为"健康和生命的发育起源"概念。这个转变有两个重要的原因：第一，大量的实验结果显示生命早期经历了不利因素，会决定后来一些疾病的风险，这不仅仅特异性地发生在胎儿期，而是发生在整个发育的可塑期。使用"发育（development）"概念可更准确地表明这种效应不仅发生在胎儿阶段，还包括出生早期的新生儿和婴幼儿期。第二，DOHaD 概念强调研究领域不仅仅是疾病和预防，也包括促进健康（health promotion），这对世界各地的公共卫生和教育计划是非常重要的。提出"发育起源"概念，说明人类在促进健康和疾病发生发展方式的思考上发生了根本性的转变。

虽然这一领域的大部分研究集中在代谢性疾病或心血管疾病，然而 DOHaD 新的研究方向已扩展到其他一些慢性疾病如骨质疏松、认知能力下降、行为异常、肥胖和肿瘤等。这为慢性疾病的研究提供了一个全新的视角。

总之，DOHaD 概念能解释人类疾病的生态模式，即认识成人疾病不能忽视生命早期的发育阶段。

三、多哈学术组织的发展及在中国的实践

自 1995 年 Barker 提出 FOAD 假说以来，引起许多科学家和临床医生的极大兴趣，越来越多的研究者投入了该领域，使国际 DOHaD 研究得到迅速发展。

在 Barker 等一批学者的大力推动下，成立世界 DOHaD 学术组织、举办世界 DOHaD 学术大会、创办 DOHaD 杂志、建立 DOHaD 研究中心等，是 DOHaD

研究得到实质性进步并迅速发展的标志。

2003 年，Barker 等教授发起成立"国际健康和疾病的发育起源学会"（the International Society for Developmental Origins of Health and Disease），简称国际 DOHaD 学会（International Society of DOHaD）。学会总部设在英国南安普顿大学总医院。学会在全世界发展会员，目前已有来自 35 个国家和地区的 500 多名会员，国际多哈学会将从事基础医学研究的科学家与临床专家联系在一起，积极开展多学科不同专业的合作和交流，深入研究生命早期发育与远期健康和疾病之间的关系，寻找相互之间的规律性，以应对新的公共卫生挑战，为指定公共卫生政策提供依据。学会的使命是促进"国际健康和疾病的发育起源"的研究，促进该领域的学术交流和合作。学会与其他国际组织开展合作，如联合国、世界卫生组织、联合国儿童基金会、世界银行、美国 NICHD 等，争取更多支持，促进国际 DOHaD 研究领域的发展。

国际多哈学会的目标是：①协调世界不同国家开展 DOHaD 研究的战略；②积极提出应对慢性疾病防治的公共卫生战略；③积极争取政府或非政府组织的支持，建立 DOHaD 研究基金；④支持从事 DOHaD 研究的科学家和临床专家获得培训机会；⑤定期召开会议讨论研究成果和可能的干预措施；⑥促进全世界不同实验室科学家和研究人员交流学术思想；⑦代表国际 DOHaD 研究工作者向政府、非政府组织和其他相关机构表达发展 DOHaD 研究的意义。

此外，世界许多国家和地区也相继建立了 DOHaD 学术组织，促进当地开展 DOHaD 研究及学术交流，传播 DOHaD 学术理念。2008 年我国也成立了"中国 DOHaD 联盟"，上海第一妇婴保健院、国际和平妇幼保健院及上海市第一人民医院都同期加入该联盟。国际和平妇幼保健院在上海率先开设了 DOHaD 门诊及孕妇学校 DOHaD 课程，广泛宣传 DOHaD 的概念及对人类健康的重要性。

国内研究亦表明，中国人群中低出生体重与成人 2 型糖尿病患病率高度相关。米杰等对 1948—1954 年北京协和医院出生的 627 人（平均 45 岁）随访研究发现，低出生体重与成年期胰岛素抵抗有关。一项对 973 名上海市成年人（平均 46.2 岁）的研究表明，出生体重是 2 型糖尿病的独立危险因素。宋晓敏等以上海市平凉社区 15～74 岁有确切出生体重记录的 1 010 人为调查对象，研究了出生体重与成年后出现代谢异常的关系，结果也表明低出生体重组成年后糖尿病及糖尿病合并高血压的患病率均高于正常出生体重组，提示提出生体重是成年后发生糖尿病的危险因素。

由多个国家参与的"高血糖与不良妊娠结局（hyperglycemia and adverse pregnancy outcomes study, HAPO）"的最新研究数据表明，孕妇的血糖水平无论是否达到 GDM 的诊断标准,胎儿乃至以后不良结局的发生风险都将随血糖水平的升高而增加,说明 GDM 患者的子代远期发生的糖代谢异常主要与宫内的高血糖环境有关。

母体的糖皮质激素水平增高、给予外源性糖皮质激素或胎盘屏障削弱等因素使胎儿在宫内暴露于过量的糖皮质激素,这可能编码成年的心血管和代谢疾病。Dalziel 等在一项对人类产前暴露于倍他米松后 30 年时的心血管疾病风险因素的研究中,随访了 534 例 30 岁的成人,其母亲在妊娠期曾为预防新生儿呼吸窘迫综合征而参加了随机双盲、安慰剂对照试验,孕妇在 24 小时内接受了两次倍他米松或安慰剂的肌内注射,随访内容包括人体测量学、血压、血脂、清晨的皮质醇水平和 75 g 葡萄糖耐量试验,结果显示,产前暴露于倍他米松组的子代成人后可引起胰岛素抵抗。

大量流行病学资料支持神经精神疾病的 DOHaD 假说。经历荷兰饥荒的妊娠中期妇女的子代患精神分裂症的危险性比正常人群增加 2 倍,妊娠期高血糖者的子代精神分裂症的发病率是非糖尿病妊娠子代的 7 倍。中国的研究也发现,1958—1961 年饥荒年代出生的子代,其成年后精神分裂症的易感性大大增加。研究结果表明,随着人类生活方式的改变,更多的胎儿容易暴露于激素、吸烟环境中,现有的报道发现,这类子代成年后出现高血压、胰岛素抵抗、神经系统受损以及行为异常的风险也会增加。

DOHaD 概念在我国推行的重要性在于,随着我国经济的快速发展,孕期营养呈现出很多问题(营养过剩或不足),这会导致胎儿在生命早期暴露于不良因素下,对未来慢性疾病的发生造成影响。因此,DOHaD 理论在我国的实践将有助于推动我国人口出生素质、进入成年期后健康状况的提高以及对慢性疾病的预防,这对我们这个人口大国其意义极为重要。对健康和疾病发展起源(DOHaD)的研究正在成为全球范围内,尤其是包括中国在内的发展中国家的重大挑战之一。DOHaD 研究结果也提示产科医师们应重视妊娠期保健及孕期健康指导。对于胎儿和新生儿,产科医生应该关注的不仅仅是目前的健康状况,也应该关注今后可能对成年期带来的相关风险。DOHaD 学说的提出让我们更加深刻意识到围生工作的重要性,围生工作的质量高低会影响到几代国人的健康。

(程蔚蔚)

第五章

分娩适宜技术的开展

一、概述

分娩是人类繁衍过程中的正常生理过程,是瓜熟蒂落的结果。古今中外,人类最基本的分娩方式是经阴道完成的自然分娩,这也是经过循证医学证实的人类最基本、最常见、最安全的分娩方式,符合母婴生理特点和生理规律,有利于后代的健康生长发育,符合自然界的发展规律。

自 20 世纪 80 年代开始,在世界范围内剖宫产率的急剧上升趋势已引起国内外产科专家的深切忧虑,相较于国外的剖宫产率在升高了 20 年左右便得到遏制,并且在不影响母婴安全的前提下逐渐下降到合理范围内,我国的剖宫产率持续升高了 20 多年,2009 年达到最高为 52.5%,其中没有指征的剖宫产占分娩总数的 11.7%,应引起整个社会的关注。但近几年随着二孩政策的开放,上海的剖宫产率已经有所下降,为 50% 左右。但是仍远高于世界卫生组织(WHO)建议的 15%。过高的剖宫产率,已是国内多个城市面临的现状。剖宫产会为母婴带来诸多健康隐患,譬如瘢痕子宫再次妊娠可能发生切口妊娠、妊娠期子宫破裂、凶险型前置胎盘等。剖宫产作为人类创造的技术,其应用目的是为了解决难产和母婴并发症,拯救和解除分娩中母婴的危险,但不能取代自然分娩。要提高整个社会对自然分娩的认知程度,宣传自然分娩的好处,大力推广促进自然分娩新技术,努力实现产科人性化服务模式的转变,这些需要动员孕产妇家庭的配合,多部门协同与合作以及全社会的参与,共同促进我国母婴健康的发展,从而提高人口出生质量。

二、分娩适宜技术的现状

(一)我国妇女分娩概况与分析

半个世纪以来,我国妇女的分娩方式发生了惊人的变化,从剖宫产率变化来看:由20世纪50年代的1%～2%,到70年代的5%～10%,又经过10年在80年代迅速跃升至30%以上,在近20多年来国内大部分城市医院的剖宫产率更高达40%～60%。反之,我国的自然分娩率则由20世纪50年代的98%～99%,逐渐下降至70年代的90%～95%,又经过10年在80年代迅速下降至70%以下,时至今日已下降至40%～60%。换言之,半个世纪以来我国自然分娩率几乎减少了一半。2017年我国学者在一篇覆盖了中国内地31个省市区的研究中指出,中国在2008—2014年内剖宫产率增长虽已放缓,实际数据也大大低于之前报告的数据,但在2014年,这一比例仍高达34.9%,其中全国无指征剖宫产率为13.4%,占全国剖宫产数量的24.6%。这些数据告诉我们:人类生殖原则遭到了破坏,自然生殖规律进入了失调状态!剖宫产作为"医疗干涉"的形式将会直接影响人口出生的质量,将会使人类逐步失去自我调节的繁衍能力。

孕产妇死亡率是反映一个国家或地区围生医学水平的重要指标之一。全世界每年约有60万孕产妇死亡,99%发生在发展中国家,其中有50%又发生在分娩期及产后24小时内,主要死因为产后出血、羊水栓塞、子痫、肺栓塞等。1990年我国的孕产妇死亡率为94.7/10万(其中城市为45.9/10万,农村为112.5/10万),2000年为50.3/10万,2010年我国孕产妇死亡率为30.0/10万(其中城市为29.7/10万,农村为30.1/10万),2011年孕产妇死亡率又下降到26.1/10万,(其中城市25.2/10万,农村26.5/10万),20年间我国孕产妇死亡率已接近发达国家平均孕产妇死亡率(27/10万),但与发达国家之间的差距仍然很大(0～11/10万)。

(二)剖宫产率异常增高的原因

前WHO官员、英国产科专家Michael Odent曾在2002年"国际围生与助产学术会议"上直言:在中国每年至少有100万～150万的剖宫产是不应该做的,而随着每年分娩量的逐渐增加,不应该做的剖宫产会更多。这些异常增高的剖宫产率是如何形成的呢？从 2000—2009 年我国剖宫产指征变化分析中可见，除了医源性因素之外，社会因素导致剖宫产的比例逐年上升，由 2000 年的 11.3％上升至 2009 年的 27.1％，并逐渐替代难产，成为剖宫产的主要指征。瘢痕子宫的比例由 2000 年的 6.7％上升至 2009 年的 12.5％，总体呈上升趋势。剖宫产术后的孕产妇一旦再次妊娠，将面临巨大的健康隐患，如发生切口妊娠、妊娠期子宫破裂、凶险型前置胎盘等危重产科并发症。

所以，作为产科工作者必须要彻底转变人们的分娩观念，提倡自然分娩、鼓励和支持自然分娩，大力研究、总结、推广阴道助产技术和分娩镇痛技术，为转变我国不合理的分娩方式，进一步有效降低孕产妇分娩死亡率，提高人口出生素质而努力。

三、正常分娩

（一）正常分娩方式的进展

分娩方式：阴道分娩和经腹剖宫分娩，前者包括自然分娩、产钳助产和胎吸助产。

产妇的分娩习俗是随着不同的社会文化而异，并随着历史的发展而发生变化。17 世纪以前，世界各国的产妇大多采用蹲、坐、立等垂直体位分娩。采用这些体位，可借助地心吸引力，减轻产妇的体能消耗，使胎儿容易娩出。为此人们还发明了分娩椅。目前大多数医院所采用的分娩体位是膀胱截石位分娩方式。据说，法国国王路易十四为了亲眼目睹他的孩子出生，命令其情妇仰卧分娩。以后这种分娩方式逐渐传播开来，成为正规医院常规分娩姿势。产妇以这种姿势分娩使助产师的接生较容易操作。医学界随后又发明各种产钳和器械，以协助产妇分娩。产妇分娩时，一般由经过正规训练的产科医师或助产师在场做医疗辅助。必要时使用镇静药、宫缩药或施行产科手术。在现代医院中，产妇一般在隔离的接生产房分娩。

自 20 世纪 70 年代以来，欧美一些国家在产妇分娩方面进行了一些改革。改革主要方面：①提倡自然分娩，即分娩过程中尽量少使用药物，主要以自然的方式分娩。②将产房布置得像家一样，伴有音乐，允许丈夫陪伴鼓励妻子分娩。有些医院还允许产妇采用自己觉得舒适的体位，如跪、蹲、站等姿势。还有的医院开展水中分娩。③允许产妇家中分娩，如发生紧急情况，急救车随时赶到。如荷兰，国家医疗机构可实施一套紧急救助系统，当产妇出现危急情况立即赶到，该国的产妇在家中分娩很普遍。④提倡分娩过程的导乐陪伴和镇痛分娩。

总之,自然阴道分娩是最为理想的分娩方式,对产妇和胎儿损伤小,并且产后恢复得也比较快,并发症少,生产当天就可以下床走动。而且对宝宝来说,从产道出来时肺功能得到锻炼,皮肤神经末梢经刺激得到按摩,其神经、感觉系统发育较好,具有更强的抵抗力,宝宝经过产道时头部受到挤压也有利于新生儿出生后迅速建立正常呼吸。

（二）影响正常分娩的因素

正常分娩取决于产力、产道、胎儿以及心理四大因素,如果上述因素中的任何一个发生了异常,使胎儿不能经由阴道娩出,而需要使用助产技术或剖宫产手术完成分娩过程的都称为"难产"。

1. 产力

将胎儿及其妊娠的附属物从子宫内娩出的力量称为产力,就是我们经常谈到的子宫收缩的力量(宫缩),宫口开全后腹壁肌及膈肌收缩力(腹压的力量),和肛提肌的收缩力,这 3 种力量共同形成了产力,其中子宫收缩力是最重要的因素。

2. 产道

产道是胎儿娩出的通道,就是我们常说的骨盆。它分为骨产道和软产道,我们通常讲的"骨盆"就是指骨产道。骨盆的大小、形状与分娩关系密切。大多数中国女性的骨盆是正常的。发生难产的主要因素是胎儿过大致胎头径线大时,尽管骨盆测量正常,也可因为胎头和骨盆不相称而导致骨盆相对性狭窄造成难产。有的胎儿体重并不是很大,但是胎头的位置异常同样可以导致难产。

3. 胎儿

胎儿是决定能否自然生产的又一关键因素,取决于胎儿大小、胎位及有无畸形。胎儿体重>4 000 g 称为巨大儿,在分娩过程中,胎儿过大致胎头径线大时,尽管骨盆测量正常,也可因为胎头和骨盆不相称而导致骨盆相对性狭窄造成难产。

4. 心理

必须认识到,影响分娩的因素除了产力、产道、胎儿之外,还有准妈妈的精神心理因素。初次分娩绝大多数是一个漫长的阵痛的过程,剧烈的疼痛、待产室的陌生和孤独环境等,都会增加准妈妈的恐惧焦虑感,使产程发生异常。

（三）正常分娩的产程

1. 第一产程

第一产程又称宫颈扩张期,是从开始出现间歇 2~3 分钟的规律子宫收缩起,至宫颈口完全扩张达 10 厘米。这一过程对于初产妇来说需要 11～12 小时,经产妇需 6～8 小时。

2. 第二产程

第二产程又称胎儿娩出期,是从宫颈口完全扩张到胎儿娩出为止。初产妇需 1～2 小时的时间,经产妇通常数分钟即可完成,但也有长达 1 小时者。

3. 第三产程

第三产程又称胎盘娩出期,是从胎儿娩出到胎盘娩出,需 5～15 分钟,不应超过 30 分钟。

(四) 分娩方式的选择

自然分娩是人类繁衍后代的正常生理现象,也是女性的一种本能。身体健康、年龄适宜、正常足月妊娠的妇女,其自然分娩是瓜熟蒂落、水到渠成的事。当然,在分娩过程中,由于子宫阵缩引起的腹痛相当剧烈,由此给产妇带来肉体上的痛苦和精神上的紧张,但是这些都是暂时的,并可通过各种镇痛方法缓解产时疼痛。所以,对于绝大多数健康的正常孕妇来说,自然分娩并非是个难题。

自然分娩好处多。自然分娩出生的胎儿由于胎头受压,头部出现充血,导致二氧化碳分压升高,呼吸中枢反射亢进,有利于建立正常呼吸。自然产儿脐血中许多抗体高于剖宫产儿,其发生感染的机会要比剖宫产儿低。由于产道挤压,自然生产的胎儿其气道液体的 1/3—2/3 被挤出,为出生后气体顺利进入气道,减少气道阻力作了充分准备。剖宫产时就缺乏这种过程,气道内液体潴留可导致窒息、缺氧。剖宫产儿湿肺的发生率为 8％,阴道分娩儿湿肺的发生率为 1％。

剖宫产弊大于利。首先是产妇术后恢复要比自然分娩慢得多,同时手术存在一定的风险,包括近期并发症:脏器损伤如肠管损伤、膀胱损伤、输尿管损伤等,羊水栓塞,术中出血及术后伤口感染;远期并发症比自然分娩妇女明显增加,包括宫旁粘连、肠管粘连,造成产后慢性腹痛;另外还有贫血,劳动力减弱,子宫切口憩室、腹部切口子宫内膜异位症等。据研究,剖宫产新生儿的脐血中,免疫球蛋白含量比自然分娩的新生儿要低,能抗病的补体含量更低。所以,剖宫产的新生儿更易感染疾病。从婴儿角度看剖宫产也不如自然分娩。但是,若孕妇有剖宫产指征时(如骨盆狭窄,胎儿宫内窘迫,胎位不正,合并某些妊娠期并发症)、自然分娩可能有困难,或是对产妇或胎儿造成危害时需由产科医生根据孕妇的具体情况,决定是否进行剖宫产。

20 世纪 80 年代以来我国剖宫产率逐年上升。剖宫产率上升的原因:臀位剖宫产率增加;中、高位产钳术被废弃;胎儿窘迫诊断标准不统一;试管婴儿,珍贵胎儿,高龄孕妇增多、重复剖宫产;社会因素、医疗纠纷的干扰。在剖宫产率上升初期,由于许多危重孕妇及胎儿迅速分娩而显著减少了死胎、死产和新生儿窒息,使围生儿死亡率明显下降。但随着剖宫产率的继续上升而围生儿死亡率却并没有相应降低。

四、产道助产技术

分娩不外乎自然分娩、阴道手术助产及剖宫产 3 种方式,虽然我们希望在自然分娩过程中,尽可能地减少对产程的干预,但自然分娩始终是充满不确定性的,需要产科医生及助产师时刻警惕,在每个时刻做出最正确的选择,为阴道分娩的安全保驾护航。而常见的阴道助产技术主要包括产钳助产、胎头吸引术、臀位助产术及内倒转术等。

产钳助产是应用产钳把胎儿轻轻地牵引娩出。胎头吸引术是利用负压吸引原理,在子宫收缩、产妇使用腹压的时候,再用吸引器的力量把胎头牵引出来。正确选用阴道助产方法,有益于降低剖宫产率,并保证母婴健康。但近几年随着剖宫产率升高,阴道助产率却相应有所下降。

阴道助产手术种类繁多,对不同胎位、不同情况的手术方式选择也各异。

(一) 产钳术

产钳助产和胎头吸引术主要用于第二产程宫口开全后,对不能从阴道娩出的产妇,用器械协助产妇把胎儿娩出。

产钳术(obstetrical forceps delivery)用产钳牵引或旋转,用以纠正胎头方位,协助胎头下降及胎儿娩出的重要产科手术。产钳最早始于 12 世纪,也有记载是在 17 世纪。在 16 世纪,法国男性助产师家族——Chamberlen 家族,他们为躲避宗教的迫害,在 1569 年从法国逃亡到英国。他们从多年的助产中总结经验于 1630 年发明了帮助产妇阴道分娩的工具——产钳。分娩时胎儿通常先露出头部,产钳有两个扁平的叶片,稍稍弯曲,与胎儿的头形相吻合,当产钳的叶片相扣后,能轻柔而牢固地牵引头部。一旦胎儿的头部露出后,身体的其他部分就很容易顺势产出。他们的这一发明,挽救了许多婴儿和产妇的生命。为了不让别人学到这项技术,Chamberlen 家族的男助产师们把器械装在木制的箱子内随身携带,不让任何人看到他们使用的助产工具,并一直保守这个秘密长达 100 年之久。直到 1728 年,其孙辈以高价把产钳卖给了法国巴黎医师 Mauriceau。Mauriceau 将该产钳应用于一例软骨病性骨盆狭窄之难产产妇,由于使用不当导致子宫破裂。数年后,Mauriceau 将产钳卖给了荷兰医师 Roger Roonbuysen。

1733 年，Vandepool 和 Vischer 购得产钳两叶，并流传于世。Chamberlen 制造的产钳，与现今的产钳显著不同，仅有胎头弯，又短又粗。1750 年以后，Smellie 和 Levret 分别对产钳进行改造，将产钳长度加长，并增加骨盆弯。此后，产钳广泛应用于产科临床，在使用过程中不断地加以改进、更新，此后产钳的种类多达数百种。

1. 产钳助产技术的分类及选择

1）产钳的种类

产钳的种类虽有数百种，但其基本构造大同小异。均有匙部、胫部、锁部、柄部、盆弯、头弯。按其特点，大体分为 5 种，Simpson 产钳、Tarnier 循轴牵引产钳、Kielland 产钳、臀位后出头 Piper 产钳和 Barton 产钳。

2）产钳术的分类

按术时顶先露在骨盆平面高低分类：

（1）出口产钳术：胎头双顶径已达棘下，胎先露已降至盆底，会阴膨隆，宫缩时阴道口处可见胎儿头。

（2）低位产钳术：胎头双顶径已达棘下，胎头充满骶骨凹，未达会阴。

（3）中位产钳术：胎头双顶径已通过骨盆入口，达坐骨棘水平或棘上。

（4）高位产钳术：胎头先露部虽已进入骨盆，但胎头双顶径位于骨盆入口平面，或在入口平面以上，尚未通过骨盆入口。

2. 产钳术适应证和禁忌证

当宫口开全、头盆相称、胎膜已破、活婴、胎方位适合而分娩时发生困难者均可施行产钳术。

1）产钳适应证

（1）排除明显头盆不称，用于各种原因引起的第二产程延长和各种并发症需尽快结束分娩者。

（2）母体疾病如妊娠合并心肺疾患、重度妊娠高血压综合征、原发性高血压、动脉硬化、既往有剖宫产史及子宫肌瘤切除史，需要尽快结束分娩者。

（3）事先预料胎儿娩出有困难，臀位阴道分娩，后出头娩出困难时，可用后出头产钳助产者。

（4）胎头吸引术失败者。

2）产钳术的禁忌证

（1）绝对和相对头盆不称者。

（2）严重的胎儿窘迫，估计短时间内不能结束分娩者。

（3）畸形儿、死胎应采用毁胎术者。

（4）宫口没有开全者。

3）产钳术的必备条件

（1）胎膜已破，胎儿存活。

（2）顶先露，无明显头盆不称。

（3）宫颈口完全扩张。

（二）产钳助产技术的并发症及处理

施行产钳术一定要严格掌握指征和操作规程。如果胎头位置较高，牵拉困难，则可导致母儿损伤，甚至新生儿死亡。如果适应证和禁忌证掌握不当、判断有误、手术必备条件不全及操作不熟练或操作粗暴，均可导致母儿损伤，甚至导致新生儿死亡。

1. 产妇的主要并发症

发生原因多为宫口未开全；操作粗暴或不熟练；牵引力过大、过猛；胎头娩出过快；产钳滑脱或用产钳旋转胎头；与保护会阴的助手配合不协调。

（1）阴道撕裂：阴道撕裂包括表浅的黏膜裂伤直至深而累及大面积的盆壁或盆底组织裂伤，以纵裂为多见。

（2）会阴撕裂：会阴撕裂除浅表的Ⅰ度撕裂外，往往发生累及盆底组织的深Ⅱ度撕裂，有时还发生肛门括约肌断裂的会阴Ⅲ度撕裂，最严重的是肛门括约肌撕裂后，撕裂继续向上延伸使直肠下段亦发生裂伤，此种裂伤亦有人称之为会阴Ⅳ度裂伤。

（3）外阴、阴道壁血肿：阴道助产时，如果阴道黏膜下组织过分牵引易导致撕裂、出血而形成外阴及阴道壁血肿。有时因阴道或会阴撕裂的缝合不当，留有死腔并有腔内出血也容易形成血肿。

（4）宫颈撕裂：宫颈撕裂一般是纵向裂伤，撕裂常在顺时针方向3点或9点处，撕裂有时深可达穹隆部。宫颈环形撕裂较少见。宫颈裂伤上延累及子宫下段时，需行开腹手术。

（5）骨盆骨关节损伤：由于产钳可引起骨产道损伤，包括耻骨联合分离、尾骨骨折、骶髂关节或骶尾关节受损等。当骨产道发生损伤时，拍摄骨盆 X 线光片可以明确诊断，并请相关的科室会诊。

2. 新生儿的主要并发症

（1）头面部压挫伤：产钳匙可导致头面部压迹、擦伤等软组织损伤，多可自行恢复。

（2）头面部神经损伤：当产钳夹于胎头乳突部或颊部，可引起面瘫等并发症。

（3）颅内出血：轻症可治愈，重症颅内出血可导致新生儿死亡，即使生存也会遗留后遗症。

（4）颅骨骨折：多为颅骨凹陷性骨折。如钳匙置于眼部，可导致眼眶骨折。

（5）产钳匙置于胎头前后部，有可能引起大脑镰或小脑幕损伤，导致新生儿死亡。产钳置于胎儿眼部时，可导致眼球后血肿，偶尔可导致眼球脱出。

并发症的预防：

（1）熟悉各种阴道助产术的适应证和禁忌证。

（2）术前熟悉并了解产妇全身状况及产科情况。

（3）阴道助产术在术前应导尿使膀胱排空，避免术时膀胱损伤。

（4）阴道助产术后常规检查宫颈、阴道、外阴及会阴部情况，有无撕裂、血肿等，检查应细致、完全。

产科医生必须了解产钳助娩有一定危险性，可导致母体的各种损伤，尤其以旋转角较大的低位产钳术和中位产钳术较严重，总损伤率为 33.2％，以中位产钳术损伤率占首位，总损伤率可达 74％，因此目前困难的产钳术已由剖宫产取代。

（三）胎头吸引器助产的选择及应用

胎头吸引术自 1848 年 Simpson 首创至今，已被临床应用 100 多年。胎头吸引术是将特制的胎头吸引器吸附于胎头顶枕部，利用负压原理，通过外力按分娩机转牵引吸引器，配合产力，协助胎儿娩出的一种助产手术。其方法简单，应用方便、容易掌握，对母、胎损伤较小。

1. 适应证

（1）因宫缩乏力、持续性枕横位、枕后位导致第二产程延长者。

（2）母体有各种妊娠并发症，胎儿宫内窘迫等宫口已开全，产妇不宜屏气用力，需尽快结束分娩者。

2. 禁忌证

（1）头盆不称，胎位异常（颜面位、枕后位、横位、臀位）。

（2）产道畸形、阻塞，子宫颈癌患者。

（3）子宫脱垂手术后，尿瘘修补术后。

3. 操作注意事项

（1）吸头器安放应正确。

（2）吸头器本身损坏，负压不足，吸头器放置有误，各种操作不当均可导致牵引时吸引器漏气或滑脱。当胎头吸引器滑脱两次以上者应改用其他助产方法。

（3）当牵引时间 10 分钟以上仍不能结束分娩时，应改用其他助产方法。

（4）为提高助产效果，减轻对胎儿的损伤，牵拉吸头器时应配合产力同时进行。

4. 并发症及其处理

（1）母亲并发症：易致软产道损伤，分娩结束时，应仔细检查软产道，发现异常应及时处理。

（2）新生儿并发症：头皮损伤、头颅血肿、颅骨骨折、颅内出血。产后新生儿头颅有异常者应给予对症处理。

（四）产钳助产术与胎头吸引助产术的选择

胎头吸引术和产钳术虽都为常用的阴道助产手术，各有优缺点。应根据产妇情况以及术者的技术熟练程度选择合适的方法。胎头吸引术，操作简便，容易掌握；不容易损伤软产道。缺点为易损伤胎儿，对早产儿不宜使用。产钳术，优点是出头快，可用于急需娩出胎儿时，可作为胎头吸引术失败后的补救方法。缺点是技术要求高，操作较复杂，容易损伤软产道。

五、剖宫产技术的发展、降低剖宫产率的策略

（一）剖宫产术的命名及发展里程

剖宫产术系由英文 cesarean section 一词翻译而来，剖宫产术的现代定义是"妊娠 28 周后切开腹壁及子宫壁取出能存活的胎儿（体重＞1 000 g）及其附属物（胎盘、胎膜、脐带）的产科手术"。剖宫取胎术指经腹切开子宫壁取出＜28 周或体重＜1 000 g 以下胎儿（相当于流产），此种手术多为终止妊娠而实施。

剖宫产术的历史渊源灿烂而辉煌，是最早开创也是最富于传奇性的大手术之一。究竟剖宫产术由何人、何时开创很难确定。但关于 cesarean section 的来源有几种解释，常见的有 3 种说法：一是在公元前 100 年，传说古罗马帝国的皇帝朱利亚·凯撒大帝，他是剖宫产术出生的。其实这并非事实，他的母亲产后活了很多年（当时剖宫术后产妇几无存活者），迄今发现的史料也未曾见有关于凯撒出生的记载，故有人认为这种传说是由于剖宫产术的外文"cesarean section"和朱利亚·凯撒（Julius Caesar）类同而引起的。二是在公元前 8 世纪（前 715—前 692 年），古罗马王朝二世 Numa Pompilius 曾颁布一条天主教法令，即所谓的"剖宫产术律"，规定晚孕妇女死后未经剖宫取胎者禁止入葬。这就是剖宫产术

的起源,即尸体剖宫产术。三是在欧洲中世纪,即 1100—1500 年,两个拉丁语动词 "*caedere*" 与 "*seco*"(均为"切开之意")的结合而构成,"caedere" 的同义词为 "caesura",二词结合即为双重切开,意为切开腹壁与切开子宫壁。Beydoum 和 Lai 认为此说法最为合理,因为在中世纪以前的任何医学著作中并无涉及此词者。在 16 世纪后叶以前,剖宫产术仅施行于死亡或濒死产妇,即死后剖宫产术。1598 年,Cuillimen 才正式启用 "cesarean section" 这个名称并沿用至今,故剖宫产术有数百年历史。

剖宫产术是人类最早开展的外科手术之一。它的发展历经了尸体剖宫产术到活体剖宫产术的漫长过程。随着科学技术的进步,术式也从取出胎儿及其附属物后不缝合子宫切口到自子宫颈上方切除子宫。1882 年 Scanger 首创子宫底纵切口剖宫产术(即古典式剖宫产术),为手术的发展及改进奠定了基础,此后百余年来,建立了经腹腹膜外剖宫产术和腹膜内子宫下段横切口剖宫产术。回顾剖宫产术的历史,可以归纳为以下几个发展阶段。

1. 尸体剖宫产术

古代妇女生孩子是件十分危险的事情,如遇难产极有可能母子双亡。古罗马王朝二世 Numa Pompilius 出于对婴儿的尊重,曾颁布一条法令,把死在腹中的婴儿取出来,单独埋葬。所以,给已经死亡的产妇施行一种手术,也就是说剖宫产术一直是给已经死亡的产妇施行的手术。这就是剖宫产最早的起源。

2. 取出胎儿不缝合子宫的剖宫产术

16 世纪初,有剖宫产术施于存活孕产妇的记载。1500 年瑞士 Sowgelder 为其妻剖腹而得子,以后又正常生育 5 次,此即著名的 Frau Nufer 手术,并非真正的剖宫产术,系腹腔妊娠而施行的剖宫产术手术。同年,常被引证为存活产妇所做的世界上第一例剖宫产术的代表是一位名叫 Jacab Nufer 的德国人,他的妻子一直到第二次孩子正常分娩后才去世。直至 1591 年有学者在三代传说基础上才报道于世。意大利第一本产科书 Mercurio(1591)倡导以剖宫产术处理狭窄骨盆。肯定的报道是 17 世纪后叶法国的 Mauriceau(1668),但经此手术的病人均死亡,主要死于出血与感染。此术仅作为"最后一招"施行于绝望的病人,故有"献身产科学"之称而遭反对。

1610 年 4 月 21 日,由两位外科医师 Trautman 与 Gusth 第一次真实可靠地施行存活孕妇的剖宫产术,由于不缝合子宫切口,术后完全靠子宫肌肉自然收缩力止血,术后 25 天受术者死于出血、感染。此产妇存活期较以前两世纪的剖宫产术产妇为长。在以后近 300 年里,因这种手术非常危险,剖宫产术的应用受到限制,很少有人施行。

3. Porro 剖宫产子宫切除术

1876 年,意大利的产科医生 Eduardo Porro 为一患有佝偻病骨盆的孕妇行宫底部横切口剖宫产,因宫底部肌层肥厚,胎儿娩出困难,子宫撕裂,大量出血,故在子宫下缠绕线圈,然后在宫颈内口上方约 2 cm 处将子宫切除,并将宫颈残端缝合固定于腹膜外,并经子宫颈放一引流管。此患者虽于 1 个月后才能起床,但却避免了因出血与感染而造成的死亡。由于 Porro 对手术方法的改进,使剖宫产产妇的死亡率明显下降。这种因大量出血而行子宫切除术称为剖宫产子宫次全切除术或称波罗手术。1878 年,Murdoch Cameron 连续做了 8 例剖宫产,缝合子宫肌层,无一例产妇死亡。近代,Porro 手术仅应用于子宫破裂、子宫卒中、多发性子宫肌瘤以及无法控制的子宫出血或宫腔严重感染病例。

4. 古典式剖宫产术

1882 年,德国莱比锡的 Max Saumlnger 首创"古典式剖宫产术",他的专题论文是剖宫产术发展中的转折点。他首创子宫底纵切口及缝合法,由于子宫切口的精细缝合,减少了出血,促进了愈合,保留了孕妇的子宫并免于因感染而死亡,故称保守性或古典式剖宫产术(classic cesarean section)。Max Saumlnger子宫缝合法对剖宫产术作出了重大贡献,由于手术安全性大大提高,孕妇死亡率明显降低,此术应用日增,迄今已有 100 多年的历史。

5. 腹式腹膜内剖宫产术、腹膜外剖宫产及子宫下段剖宫产术

自 1907 年起是子宫下段剖宫产术的发展时期,由于古典式剖宫产术有死亡率高、并发症多、子宫切口瘢痕再度妊娠时可发生破裂等缺点。1907 年,Frank将术式改进,倡行腹式腹膜外剖宫产术或半腹膜外(腹膜内—外剖宫产术),半腹膜外、腹膜外子宫下段剖宫产术。减少了手术造成的腹腔内感染的机会,降低了剖宫产术产妇死亡率,对产科事业的发展作出了巨大贡献。1908 年,Hugo Sellhein 研究了腹膜与膀胱、子宫之间的解剖关系,详细剖析了子宫下段与周围组织解剖学结构的关系。认为子宫下段具有易缝合、出血少、愈合快的优点。1912 年,Kronig 发明了子宫下段剖宫产术(lower uterine segment cesarean section),是剖宫产发展史上的又一大进步,创立了近代广泛应用的"子宫下段剖宫产",它逐渐取代了古典式剖宫产术。苏格兰的 Murroken 继续改进 Kronig的手术方法,他将 Pfannenstiel 在 1900 年发明的下腹壁横切口用于剖宫产术,这种切口不易出现腹壁疝,且相对较为美观,首先被发达国家所接受。但Pfannenstiel 切口的缺点为手术操作复杂,手术时间长,腹直肌剥离面大。1988年,以色列的 Stark 医生对下腹壁横切口子宫下段剖宫产术进行了改进,采用Joel-Cohen 的开腹方法及独具风格的关腹方法。Joel-Cohen 切口位置比传统下

腹横切口(Pfannenstiel 切口)位置高,开腹时对皮下脂肪采取撕拉的方法,使走行于其中的血管、神经借助于其本身的弹性完整地保留下来。既减少了出血,也减少了因结扎血管或电凝止血造成的局部组织缺血,大大地缩短了从开腹到胎儿娩出的时间,更适合于紧急情况下的剖宫产。

剖宫产术的发展先后经历了尸体剖宫产;切开子宫,取出胎儿、不缝合子宫的剖宫产术;Porro 剖宫产子宫切除术;古典式剖宫产术;经腹式腹膜内剖宫产术;腹式腹膜外剖宫产术;子宫下段剖宫产术等几个发展阶段。在现代产科的临床上,各种剖宫产术式日趋完善。剖宫产已成为解决难产的重要手段之一。

剖宫产术在我国历史悠久。早在公元前 2400 年前后,我国已有剖宫产术的记载,《史记·楚世家》第十卷"吴四生陆终,陆终生子六人,析剖而产焉"。这是世界剖宫产术的最早记载。147—167 年东汉桓帝在位时,孕妇死后行剖宫产术为当时的民间习俗。由于几千年封建统治,特别是优秀卓绝的外科医师华佗被曹操杀害之后。其发明的麻沸散(麻醉药)失传,以后很少有外科医师做剖宫产术这类大手术了,影响了我国外科手术的发展。直至西医学传入中国之后,外科手术发展活跃,剖宫产术才又复活。我国正式记载的第一例剖宫产术是 1892 年在广州,孕妇因骨盆内软骨瘤梗阻产道(第 3 胎)而行剖宫产术,后来母亲死于盆腔脓肿。上海有记载的第一例剖宫产是 1896 年 1 月在同仁女医院实施了联体婴儿的剖宫产。《点石斋画报》记载,1896 年 1 月 10 日,上海本地人张先生的太太临产,接生婆到家接生,发生胎儿头娩出后身体无法娩出,接生婆无法处理。张先生只能把太太送到西门外国医院求救。外国医生也感到棘手,就把胎儿头割下,让他回家。张先生再把太太送至同仁女医院。女医生告知需剖宫取胎。遂施麻醉后剖宫取胎,发现胎儿 4 个手臂、4 条腿,为联体婴儿,胎儿已死。医生缝合切口后予药物敷贴,但产妇受创太重死了医院。1902 年,在重庆,行 Porro 手术,母子均活。1904 年,在台湾台南市,行古典式剖宫产术,母子均存活。1923 年以后骨软化症流行,剖宫产术开始增多。我国剖宫产术的真正发展还是在中华人民共和国成立以后,剖宫产术技术日益完善。

(二) 剖宫产的适应证及禁忌证

剖宫产术和任何手术一样,必须有一定的指征。合理的剖宫产术应该具有手术的充分理由,包括医学指征和社会因素两方面。鉴于剖宫产术手术、麻醉均有风险,出血、感染、损伤等并发症远远高于正常阴道分娩,比正常阴道分娩出血多、恢复慢,同时婴儿肺部并发症高于阴道分娩等原因,虽然剖宫产术无绝对禁忌证,但一致主张施行剖宫产术要有指征,术前要反复权衡利弊,要杜绝单纯因家属或产妇要求或为避免分娩痛苦等社会因素而施行手术。

剖宫产术手术指征很复杂,也极为广泛,难以用一张表简单罗列,其指征可以是单一的,如横位、胎头高直位、中央型前置胎盘等,也可能是多因素的(综合性),如臀位合并高龄初产或合并妊娠高血压综合征等。判断剖宫产术指征的原则是剖宫产术仅施行于不可能经阴道分娩或经阴道分娩对母婴将有危险的病例。

1. 常见的剖宫产手术指征

(1) 骨盆狭窄,头盆不称(巨大儿,过期妊娠儿)。

(2) 胎位异常,横位、臀位、面先露、额先露。

(3) 软产道梗阻,子宫严重畸形,阴道纵隔,双子宫,卵巢肿瘤阻塞产道。

(4) 宫颈瘢痕,宫颈严重水肿等。

(5) 外阴、阴道静脉曲张。

(6) 胎儿宫内窒息,脐带脱垂,胎儿宫内生长受限。

(7) 中央型、部分型前置胎盘。

(8) 妊娠并发症,如妊娠高血压综合征,妊娠期胆汁淤积综合征,胎盘早剥等。

(9) 妊娠合并内、外科并发症。

(10) 妊娠高危因素,如多年不孕、胎儿珍贵,阴道助产失败。

2. 剖宫产术的禁忌证

(1) 妊娠合并严重的内外科疾病,如严重的心力衰竭、肝性脑病、水电解质紊乱等,不能耐受手术。

(2) 胎儿异常、死胎、畸胎。

(3) 宫腔、腹壁严重感染。

(4) 不能保持剖宫产体位者。

(三) 剖宫产的并发症

1. 近期并发症及其处理

1) 产后出血

(1) 产时:切口裂伤、血管破裂、前置胎盘。

(2) 产后:切口撕裂、膀胱损伤、子宫收缩乏力,凝血功能障碍等。处理:①子宫切口应适中;②胎儿娩出后,宫体、静脉内及时加用催产素;③及时剥离胎盘,清理宫腔;④必要时可行宫腔球囊填塞,子宫 B-Lynch 缝合;⑤结扎子宫动脉、髂内动脉,必要时做子宫次全切除。

2）母亲损伤

切口延长，导致邻近脏器损伤，手术中动作宜轻柔；子宫切口长度适宜。

3）胎儿损伤

手术刀损伤头、面及躯干、肢体；娩出时造成新生儿骨折、神经及内脏损伤。切开子宫时，接近胎儿宜钝性分离，娩出胎儿时动作不宜粗暴。

4）羊水栓塞

较少见，但剖宫产时血窦开放，羊水容易进入母血循环。切开子宫时尽量不要切破胎膜；人工破膜后，应吸净羊水后娩出胎儿。

2. 远期并发症

（1）感染：宫腔、盆腔、腹腔、腹壁切口等均可能发生感染。

（2）子宫切口憩室。

（3）子宫内膜异位症：腹壁切口、子宫壁、盆腔等均可能发生子宫内膜异位症。

（4）粘连：盆腔、腹腔均可能发生粘连。

（5）子宫腹壁瘘。

（6）栓塞性静脉炎。

（7）晚期产后出血。

（四）剖宫产后阴道分娩

剖宫产是产科领域常见手术，是解决难产和产科并发症、挽救产妇和围生儿生命的有效手段。但 20 世纪 80 年代以来，剖宫产率异常升高已引起社会广泛关注。在剖宫产中再次剖宫产率约占 25％，增加剖宫产后阴道分娩（vaginal birth after cesarean section VBAC）以降低总剖宫产率迫在眉睫。但 VBAC 存在子宫破裂的风险，随着对 VBAC 临床研究的增多，目前对其相关问题已达成共识。

20 世纪初，受当时医学水平的限制，剖宫产的死亡率极高（85％以上），仅在骨盆狭窄难产的情况下使用，故剖宫产率很低（约 2％），且当时剖宫产均采用古典式子宫切口（宫体部纵切口），剖宫产后采用阴道分娩时产妇死亡率极高，因此，1916 年 Cragin 提出"一次剖宫产，永远剖宫产"（once a cesarean，always a cesarean）。1926 年，Kerr 推出子宫下段横切口的剖宫产术，此种术式的推广使 VBAC 的子宫破裂发生率较原先的古典式切口降低 90％，因而 VBAC 的支持者迅速增多。随着医学发展，到 20 世纪 60—70 年代，多项研究结果表明 VBAC 相对安全。到 80 年代，更多研究结果均证实了该结论。美国妇产科学会统计了剖宫产术后阴道试产成功的比率,曾有 1 次剖宫产者行阴道试产时,阴道分娩成功率达到60%～80%。这不仅可降低剖宫产率,减小产妇静脉血栓、产后感染等并发症的风险,缩短住院时间,减轻对再次妊娠的影响,同时也可降低新生儿呼吸系统并发症的发生。若在阴道试产中发生子宫破裂,则子宫切除率增加,产妇和新生儿的并发症也相应增加。而择期再次剖宫产(elective repeat cesarean section,ERCS)虽可确定分娩时间,无子宫破裂、产道裂伤的风险,减少盆底组织功能障碍的发生,但剖宫产率升高了,并且再次妊娠时发生前置胎盘、胎盘植入等的风险和术中损伤邻近脏器的可能性也相应增加,产妇住院时间延长,同时也增加新生儿呼吸系统并发症的发生。

1. VBAC 的适应证

多数证据表明前次剖宫产为子宫下段横切口的孕妇如无阴道分娩的禁忌证,即为 VBAC 试产的适应证。以下为 VBAC 试产适应证的选择标准。

(1) 有单次子宫下段横切口剖宫产史。

(2) 临床骨盆条件允许阴道分娩。

(3) 无其他子宫瘢痕或破裂史。

(4) 具备全程分娩监测以及紧急实施剖宫产术及麻醉的条件。

(5) 前次剖宫产指针不存在。

2. VBAC 的禁忌证

对于以下有高度子宫破裂风险的孕妇,不主张实施 VBAC 试产:

(1) 前次剖宫产为古典式或倒"T"型切口或扩大的宫底手术。

(2) 曾发生过子宫破裂者。

(3) 医学或产科并发症不宜实施阴道分娩者。

(4) 不具备实施紧急剖宫产麻醉和手术的条件。

(5) 子宫有两处瘢痕且无阴道分娩史。

(6) 前次剖宫产指证,本次依然存在。

综上所述,只要严格掌握 VBAC 指征,严密监护,发现异常及时处理,就会大大提高 VBAC 的安全性和成功率,进而有效降低异常升高的剖宫产率。VBAC 成功者,母儿发病率降低,住院时间缩短,费用减少,同时也避免了剖宫产对再次妊娠的影响。

(五)降低剖宫产率的策略

剖宫产术毕竟只是解决难产问题的手段之一,无原则、无限制的剖宫产手术是错误的,也是不必要的。因此,降低不合理的剖宫产手术迫在眉睫。

（1）严格控制社会因素的剖宫产手术率：由于社会因素的干扰，人为地造成产科医师迫于压力而放宽了剖宫产术的指征，所以必须进行正确的阴道分娩及剖宫产术的宣传教育，正确地对待分娩中的阵痛。剖宫产术只能是一种解决难产的手段，而不是解除分娩痛苦的方法。应大力开展无痛分娩，严格掌握剖宫产术指征。

（2）控制过度诊断"胎儿窘迫"的剖宫产手术率：产妇及家属不愿让胎儿冒丝毫危险，医师也顾虑发生意外而产生的医疗纠纷，所以一旦听到胎心异常，就诊断"胎儿窘迫"施行剖宫产术。过度的"胎儿窘迫"诊断也是剖宫产率升高的一个重要原因。临床上急需提高胎儿窘迫诊断的多种诊断方法，以降低不必要的剖宫产率。

（3）严格掌握头盆不称的剖宫产术：对头盆不称的诊断标准必须严格，克服因诊断不确切而行剖宫产术。

（4）降低重复剖宫产手术率：目前仍有部分产科医师受到"一次剖宫产术，次次剖宫产术"格言的影响，使重复剖宫产手术率上升。产科医师必须更新观念，前次剖宫产已不再是剖宫产术的绝对指征。根据近年来国内外的多种文献资料，经过大量的临床观察以及 B 超检查对瘢痕愈合诊断的进展，曾行剖宫产术产妇阴道试产成功率最低为 61.6%，最高为 84.5%，所以按照试产条件，严密选择合适的病人进行阴道试产，可以使重复剖宫产手术率减少至 50%。

（5）正确掌握妊娠合并症及并发症的剖宫产术：常见的妊娠合并症为心、肝、肾疾病及血液系统、内分泌系统的疾病等，妊娠并发症主要为妊娠高血压综合征。虽然大量的临床资料均已证明，剖宫产术可明显降低有妊娠合并症及并发症的孕产妇及围生儿病死率。但必须强调，有妊娠合并症及并发症的孕妇并不是均需剖宫产的，也应该掌握手术指征，而且更需仔细权衡利弊。由于剖宫产术的麻醉、创伤和出血等因素可加重有严重合并症及并发症孕妇的机体负担，甚至威胁生命。只有在充分比较了两种分娩方式的利弊，并认为剖宫产较阴道分娩更安全时才考虑剖宫产术。

（6）高龄初产与剖宫产术：高龄初产的定义至今尚不统一，初产妇年龄超过 30 岁，多数以 35 周岁为最低限，已列为高危妊娠的范围。对高龄初产妇，尤其是合并原发不孕、习惯性流产、臀位及妇科和内科并发症，可放宽剖宫产术指征。

（7）要降低"珍贵儿"剖宫产手术率："珍贵儿"是一种灵活而不易掌握的情况，常常受许多人为因素的影响。"珍贵儿"是指不易妊娠及多次妊娠分娩均未获得成活子女的妊娠儿，但从生命的角度而言，每个胎儿、新生命不都是"珍贵儿"吗？

六、镇痛分娩

（一）分娩镇痛的发展史

1846 年 10 月 16 日，美国 Morton 医师最先在麻省医院演示应用乙醚吸入实施外科手术麻醉，这是近代麻醉学历史的开端。美国波士顿牙科医师 Nathan Colley Keep 是第一位开展分娩镇痛的医生，1847 年 4 月 7 日，她将乙醚用于分娩镇痛，与子宫收缩同步给予乙醚吸入。1847 年 10 月，Simpon 医师又找到其他没有乙醚缺点的麻醉剂，如氯仿。氯仿的挥发性和气味都较好。他把氯仿进行镇痛分娩的观察结果发表在《柳叶刀》杂志上，标志着分娩镇痛历史的开端。

1880 年，Stanislav Kilkovich 第一次应用 80％氧化亚氮和 20％氧气的混合物进行分娩镇痛，他观察到此混合物在整个分娩过程都能有效镇痛，对母婴安全。

1938 年，美国的 Graffagnino 和 Seyler 行腰部硬膜外阻滞麻醉完成了分娩镇痛。

（二）分娩镇痛国内外开展的情况

在美国，产时镇痛以单纯硬膜外镇痛为主，且无需等到进入活跃期即可行硬膜外镇痛。分娩镇痛率已由 1981 年的 9％～22％上升至目前的 85％以上。英国 1946 年分娩镇痛率为 32％，1970 年分娩镇痛率已上升至 98％。

由于中国地域广大，经济发展极为不平衡。2003—2004 年曾对全国进行了分娩镇痛的问卷调查。调查结果显示，全国为数不多的医院在不同程度上开展了分娩镇痛。推测分娩镇痛率不足 1％，而剖宫产率却高达 50％，甚至超过 50％。

（三）分娩镇痛的机制及对母婴的影响

分娩痛是生理性疼痛，有别于其他任何病理性疼痛。它的特点是随着子宫收缩开始而产生疼痛并逐渐加剧，随着分娩完成而疼痛自行缓解。

1. 分娩痛的神经传导通路

（1）腰丛神经：由 T12 或 L1 - L2 脊神经前支组成。主要分布于髂腰肌、股方肌、腹壁下缘、大腿前侧及小腿等。

（2）骶丛神经：由 L1 - S5 神经的前支组成。主要分布盆壁、臀部、会阴、股后及小腿等。

（3）骨盆内脏神经：从 S2 - S4 发出，形成子宫阴道丛，分布于子宫、阴道等盆腔器官、韧带及筋膜等。

2. 各产程疼痛的特点

（1）第一产程：疼痛主要来自于子宫收缩和宫颈及子宫下段的扩张。疼痛部位主要发生在下腹部和腰部，可沿子宫及阴道痛觉感受器，经盆底内脏神经传入大脑，形成"内脏痛"。特点为范围弥散不定，疼痛部位不明确。

（2）第二产程：疼痛来自宫颈扩张的疼痛逐渐减轻而代之以不自主的排便感。特点：疼痛部位确切，集中在阴道、直肠、会阴，性质如刀割样锐痛。

（3）第三产程：子宫容积缩小，宫内压下降，会阴部牵拉消失，产妇感到突然松解，产痛明显减轻。

3. 分娩痛对母婴的影响

大量临床观察发现，分娩时的剧烈疼痛除有助于产科医生判断产程进展，对产妇和胎儿无任何益处。长时间的剧烈产痛，可引起产妇机体应激反应增高，基础代谢率明显增加，产妇心率增快，血压升高；产妇焦虑、恐惧、喊叫等；若不及时控制会对母婴造成伤害。研究表明硬膜外镇痛可减少由疼痛引起的心输出量增加和血压升高，减少产妇不必要的耗氧量和能量消耗。有效的镇痛可避免子宫胎盘的血流量减少，改善胎儿的氧合供应，增加阴道分娩的概率。

（四）分娩镇痛的意义

分娩镇痛可真正提高母婴健康和安全，也可降低剖宫产率。

（1）分娩镇痛是每位产妇、胎儿的权利。

（2）分娩镇痛是社会文明程度的标志之一。

（3）产生良好的社会效益和经济效益。

（五）分娩镇痛必须具备的条件

（1）产房除待产室和临产室，还需设有麻醉操作室、产科重症监护室。

（2）高素质的分娩镇痛医疗服务团队，主要由经验丰富的麻醉科医师和助产师组成。

（3）完善各项分娩镇痛的诊疗常规和规章制度。

（六）分娩镇痛的方法及评价

理想的分娩镇痛方法必须具备以下几点。

（1）对母婴影响小。

（2）易给药，起效快，作用可靠，满足整个产程需求。

（3）避免运动阻滞，不影响宫缩和产妇运动。

（4）产妇清醒，可参与分娩过程。

（5）必要时可满足手术要求。

（七）分娩镇痛的方法

分娩镇痛有药物性分娩镇痛法和非药物性分娩镇痛法。

1. 非药物镇痛

（1）精神安慰分娩镇痛法（心理疗法）。

（2）针刺镇痛。

（3）经皮电神经刺激仪。

2. 药物性镇痛

（1）吸入性药物镇痛方法：理想的吸入性药物用于分娩镇痛应具备的特点有，镇痛效果好而极少镇静作用；对母婴无毒性；镇痛作用起效快，消退快；对呼吸道无刺激性；对子宫收缩无影响；对心血管系统无影响，如氧化亚氮。

（2）局部神经阻滞法：宫颈旁阻滞——第一产程的镇痛，但对第二产程无镇痛效果。会阴神经阻滞和会阴神经浸润阻滞——会阴阻滞对第二产程镇痛效果显著。适用产钳助产、会阴侧切和阴道壁修补。

（3）椎管内神经阻滞法：腰部硬膜外阻滞分娩镇痛——镇痛应没有意识消失和没有运动神经阻滞，即可达到可行走的硬膜外分娩镇痛（walking epidural analgesia WEA）。优点：镇痛效果好。腰部硬膜外产妇自控镇痛注药法（patient controlled epidural analgesia PCEA）。PCEA 是将设定好数据的镇痛泵与硬膜外导管连接，由产妇根据宫缩疼痛程度而自行调节给药量以达到镇痛的方法。PCEA 的优点：最大限度地减少药物的使用剂量，改善产妇的满意度；减少产妇的焦虑；分娩过程中可灵活掌握感觉阻滞平面；减轻医务人员的工作负担。PCEA 的缺点：感觉平面阻滞不足或过广；容易忽略对产妇的观察；泵的使用价格较高；对不愿接受或不理解此技术的产妇镇痛往往失败。

（八）椎管内阻滞镇痛的不良反应及并发症

（1）对母婴：绝大多数的临床研究治疗证实硬膜外联合镇痛用于分娩镇痛是安全有效的，对母婴会产生有益的影响。不良反应主要有：皮肤瘙痒，恶心，呕吐，低血压，尿潴留，腰麻后头痛等。

（2）对产妇子宫收缩、产程进展及分娩方式的影响：研究报道对剖宫产率、器械助产率和第一产程无影响，但可延长第二产程，增加催产素的应用。

（3）产妇发热与宫内感染：研究发现椎管内阻滞镇痛分娩的孕妇体温常升到 38℃，发生原因不明，推测可能接受镇痛分娩的产妇产程延长，导致宫内感染的可能性增加。镇痛分娩也可引起应激内分泌-免疫网络平衡被打破，从而导致发热。这需要产科医师密切观察，及时发现异常。

七、导乐陪伴分娩

(一) 什么是导乐陪伴分娩

生殖健康是 20 世纪 90 年代国际上提出的新概念,保证母亲安全是妇女生殖健康的核心。为了能更好地保护、促进和支持自然分娩,导乐陪伴分娩应运而生。

"导乐"即希腊语"Doula",意思为女性看护者,指由一个有经验的妇女帮助另一个妇女。"导乐陪伴分娩"是指由一个有生育经验和产科专业知识的妇女在产前、产时及产后陪伴妇女,特别是整个分娩过程中持续地给产妇以生理上、心理上、感情上的支持、帮助与鼓励,使产妇在轻松、舒适、安全的环境下,不断地得到支持和鼓舞,配合产科工作者顺利完成全部分娩过程。

(二) 导乐陪伴分娩的发展概况

导乐陪伴分娩是美国克劳斯(M. Klaus)医师倡导的一种新式助产方法,他主张以自然的观点取代传统医学观点,以家庭模式取代常规医院医疗模式,两种不同的观点对分娩采用了不同的做法。他于 1978—1982 年在危地马拉进行导乐陪伴分娩对照研究的基础上,又在美国(1983 年)进行了导乐陪伴分娩的对照研究,并在 1993 年出版了 *Mothering the Mothers* 一书,详细介绍了导乐如何帮助产妇实现更短、更容易、更健康的分娩过程。研究显示,约有 90% 以上的产妇在分娩过程中会产生强烈的恐惧感和孤独感,而几乎有 100% 的产妇都希望在分娩时有人陪伴。因此导乐陪伴分娩应运而生,并逐渐被推崇为助产方式之一。

(三) 国外开展导乐陪伴分娩的现状

美国的导乐分娩始于 1996 年,是全世界最早开展的国家。导乐在美国最初是一个组织的名称,这个组织的使命就是帮助女性分娩。其会员每个季度将得到一本会刊并可参加相关的培训和讨论会。导乐人员不一定是专业的医务人员,希望成为"导乐"的女性,可以通过从导乐组织订购的 VCD 进行自学,通过认证后,她的名字将会登在专业人员目录中。希望得到导乐服务的人可免费得到一份导乐人员名单,通过查询与她们进行联系。

(四) 中国导乐陪伴分娩现状

我国从 2000 年开始在部分医院开始了导乐陪伴分娩,从临床应用情况来看基本有以下 3 种形式。

1. 导乐陪伴的方式

(1) 家属陪伴(产妇丈夫、母亲、姐妹):多数医院的做法仅在产房待产室安排这种陪伴,而当进入临产室时多数医院则由医护人员处理分娩过程;也有少数条件好的医院设有家庭式产室(LDR),家属可以继续陪同分娩直至产后 2 小时。

(2)专职陪伴:由接受过专门培训的退休护士或助产师担任,在陪产过程中主动与产妇交流,让产妇了解分娩整个过程,消除其紧张情绪,密切观察产程,鼓励及安慰产妇,给予舒适的抚摸及生活护理,但包括接生在内的医疗操作仍由在职的医护人员完成。

(3)责任助产师:实行"一对一"全程陪伴责任制助产,要做到从临产开始至产后 2 小时陪伴产妇,取消常规 8 小时工作制而实行弹性工作制。除了陪伴,还要仔细观察产程进展,当出现异常情况后应立即向产科医生汇报,并及时给予正确的处理,参加接生任务,在产后还要指导产妇科学哺乳,建立合理饮食和指导产后康复操。

三种方法经在不同的医院临床应用后,认为第三种方法为最好,但受临产产妇多而责任助产师缺乏的制约无法全面推广。

导乐人员除了需要具备产科专业知识、处理产程的经验、优良的接生技术外,还需要具备爱心、同情心、责任感、良好的心理素质和沟通技能,同时还要接受并通过专门的培训;理论学习包括:①孕妇在孕期、产时、产后早期的基本生理、心理和感情方面的变化。②分娩基本知识,医院的诊疗常规。③人际交流技巧,移情训练及支持技巧等。

2. 导乐陪伴分娩的基本做法

1)导乐守则

(1)认识自己的主要任务:帮助产妇在产程中发挥其内在的力量来完成分娩过程,通过肢体、语言、抚摸加强产妇的自信心,使产妇感到舒适、安全。

(2)持续支持与鼓励:阵痛时帮助产妇将注意力集中到宫缩时想象宫口在逐渐扩大,通过放松减轻疼痛,想象宫口开大即将可以行镇痛麻醉,给产妇以希望。

(3)注意产妇及家属的需要,尽量给予满足。

(4)带领产妇及家属熟悉产房的环境、设备和医务人员,遵守产房的制度和规则。

2)产时导乐的工作内容

(1)传授分娩经验:产程中如何调整呼吸(拉美兹呼吸法)、如何正确使用腹压、采用什么体位,等等,这些经验对于产妇节省体力、缩短产程、减少医疗干预有着至关重要的作用。

(2)解除产妇恐惧、焦虑心理,提供精神支持,让产妇掌握主动:孕产妇在孕产期都存在不同程度的恐惧心理,分娩期因产程长及产痛的影响,孕产妇同时存在一定的焦虑反应。仔细听取产妇的诉说,讲解人身分娩知识,结合自身妊娠、分娩经验,让产妇了解人身和分娩是一个正常、自然、健康的过程。产程中做任何检查和处理,都要向产妇及家属解释其作用、目的和必要性,让产妇和家属了解产程进展中胎心、宫缩、宫口扩张情况,从而积极配合助产师;及时报告产程进展情况,不断激励产妇,让产妇掌握主动。

(3) 严密观察产程:对于进入产房的产妇,根据所处活跃期不同阶段及产妇不同情况进行中央连续或间歇性电子胎心监护,动态监测胎心及宫缩变化,减少因胎心监护的假阳性而影响临床判断;进入活跃期后定期行阴指检查,了解宫口扩张及胎先露下降情况,及时描绘产程图,按产程时限处理产程;破膜后,要及时观察羊水性状、羊水量;注意产妇一般生命体征;及时指导排尿以免膀胱过度充盈妨碍子宫收缩及胎头下降。

(4) 实施镇痛分娩:产程中剧烈的阵痛让产妇难以忍受,因害怕疼痛要求手术,增加了"社会因素"的剖宫产率,故导乐陪伴人员应充分应用各种手段尽可能减轻产妇疼痛,具体可行方式有:可以播放产妇平时喜欢的音乐或轻松舒缓的钢琴曲、轻音乐,配合播放风景优美或天真烂漫的孩童画面,让产妇由衷地产生幸福感;宫缩时指导拉美兹呼吸法,应用分娩球、按摩,甚至热水冲淋,这些方法都可以帮助减轻产痛。同时根据个人意愿,要求麻醉师实施椎管麻醉镇痛术。

(5) 健康教育:产程中指导产妇少量多餐进食高热量、易消化的清淡饮食,如粥、汤、面食。鼓励产妇多饮水以补充大量出汗所丢失的水分。宫口开全后指导产妇配合宫缩正确屏气,正确使用腹压。宫缩开始时,先深吸气,然后随着宫缩加强如排便般向会阴部屏气增加腹压,同时双手拉住产床把手往后、双脚往下蹬,宫缩间歇双手双脚放松休息,补充饮水,充分休息等待下一阵宫缩。分娩结束后,让产妇及家属及早与新生儿接触,产后 2 小时内指导正确哺乳技巧、及时排尿预防产后出血及产后宣教。产后第 1 天通过产后访视,与产妇夫妇一起回忆分娩过程,畅谈分娩经验。

3. 导乐陪伴分娩的优点

1993 年,美国的 Dr. M. Klaus 汇总了在危地马拉 2 份、美国休斯敦 1 份以及南非约翰内斯堡、芬兰赫尔辛基和加拿大各一份共 6 份研究资料的结果表明:导乐陪伴分娩使产程缩短 25%,对硬膜外麻醉的需求减少 60%,催产素应用减少 40%,镇痛药的应用减少 30%,剖宫产率降低 50%,产钳助产减少 40%,同时产后出血、新生儿窒息、产褥感染等母婴并发症的发生率明显降低。国内有多项关于导乐陪伴分娩的对照研究也得出了相似结果。

因此,导乐陪伴分娩使产妇在整个分娩过程中始终保持清醒、自由活动;由于显著的镇痛效果(情绪镇痛、药物镇痛、硬膜外镇痛),可使宫缩更协调,体力消耗降低,产程中及时进食进水,从而增强了产力,有效缩短产程,明显改善产妇的精神状态,缓解恐惧和焦虑不安的情绪,有效避免产后抑郁症的发生;有利于产后母乳喂养;可有效减少因产痛而无奈选择的剖宫产,有利于降低社会因素的剖宫产发生率。

4. 导乐陪伴分娩的发展前景——全程责任制陪伴分娩

导乐陪伴分娩是 20 世纪 90 年代以来国际及国内倡导的一种产时服务模式。通过多年的临床实践,中国的产科工作者又总结出"全程责任制陪伴分娩",也称为"一对一"全程陪伴分娩。这种服务模式更强调产科质量与母婴安全,不受 8 小时工作制的限制,比单纯导乐陪伴分娩更先进、更人性化。

目前的"全程责任制陪伴分娩"分为 3 个阶段:待产期、分娩期、产后观察期。如果让责任陪伴分娩做到更完美,应从孕期开始,具体有以下建议和可行性计划。

(1)助产师参与孕妇学校的授课,通过授课过程中的互动交谈,了解孕妇在孕妇学校所学的有关妊娠和分娩的知识。

(2)在孕后期增设助产师门诊,在产前最好做到 2~4 次的门诊检查,通过助产师门诊,了解孕妇夫妇的分娩要求和计划,相互熟悉,建立感情;回答孕妇对分娩的担心和问题;教授示范放松动作;介绍产程中可采用的各种体位;孕足月后可通过视频、照片介绍产房的环境、设施、产房的工作人员和产房的规章制度等,以利于产妇更早地熟悉情况。

(3)在医院网站设立助产师微博群,回答孕产妇的问题,分享成功的分娩经验。"导乐"的出现是时代的需要,市场的需求。随着经济的发展,人们生活水平的提高,孕产妇除了医学上的产检和分娩需要,更希望医护人员尊重其个性特点,更要求得到全方位和个性化的服务,故"全程责任制陪伴分娩"应运而生。但面对中国这样一个人口大国,面对众多的产妇,助产师资源严重匮乏,还需要总结更多更成熟的全程责任导乐陪伴分娩的服务经验,为广大的孕产妇人群提供服务,为我国产科事业的进一步繁荣发展作出贡献。

(顾 玮 周 晔)

参考文献

[1] Sewell J E, Cesarean Section—A Brief History [M]American:The American National

Library of Medicine，1993：1.

［2］ 杨鹏，高楠. 现代实用剖宫产术与产钳术［M］. 北京：中国医药科技出版社，1994：1.

［3］ 王淑贞，司徒亮. 妇产科学［M］. 上海：上海科学技术出版社，1987：246.

［4］ 江森. 关于剖宫产术几个问题的探讨［J］. 中华妇产科杂志，1993，（8）：502－504.

［5］ 马彦彦. 新式剖宫产术［M］. 北京：北京科学技术出版社，1997：1.

［6］ 李巨. 产科理论与手术［M］. 沈阳：辽宁科学技术出版社，1998：687.

［7］ 曲元，张渺，杨慧霞. 分娩镇痛［M］. 北京：人民军医出版社，2006.

［8］ 王重阳. 漫话产钳发展史［J］. 中国医学人文，2018，4（6）：33－36

［9］ 王苹，邓绍根.《点石斋画报》记载的中国近代剖腹产手术［J］. 中华医史杂志，2004，2（34）：122－124.

［10］ Evron S，Ezri T. Options for systemic labor analgesia［J］. Curr Opin Anaesthesiol，2007，20：181－185.

［11］ Jordan S，Emery S，Bradshaw C，et al. The impact of intrapartum analgesia on infant feeding［J］. Br J Obstet Gynecol，2015，112：927－934.

［12］ Leighton BL，Halpern SH. The effects of epidural，analgesia on labor，maternal，and neonatal outcomes：a systematic review［J］. Am J Obstet Gynecol，2002，186：69－77.

［13］ 刘兴会，徐先明，段涛. 实用产科手术学［M］. 北京：人民卫生出版社，2013：54－60.

［14］ 世界卫生组织人类生殖规划署和陆彩玲. 世界卫生组织关于剖宫产率的声明［J］. 生殖医学杂志，2015，24（11）：974.

［15］ Zeitlin J，et al. The second European Perinatal Health Report：documenting changes over 6 years in the health of mothers and babies in Europe［J］. J Epidemiol Community Health，2013，67（12）：983－985.

［16］ Li H T，et al. Geographic variations and temporal trends in cesarean delivery rates in China，2008－2014［J］. Jama，2017，317（1）：69－76.

［17］ Lumbiganon P，et al.，Method of delivery and pregnancy outcomes in Asia：the WHO global survey on maternal and perinatal health 2007－08［J］. Lancet，2010，375（9713）：490－499.

［18］ 陈旭菲. 剖宫产术后阴道分娩成功因素及母婴结局的回顾性分析［D］. 2015.

［19］ 侯磊，李光辉，邹丽颖，等. 全国剖宫产率及剖宫产指征构成比调查的多中心研究［J］. 中华妇产科杂志，2014，49（10）：728－735.

［20］ Austin，Dorothy A. The doula book：how a trained labor companion can help you have a shorter，easier，and healthier birth［J］. Jo Perinatal Neonatal Nursing，2012，17（3）：163－163.

［21］ Langer A，Compero L，Garcia C，et al. Effects of psychosocial support during labour and childbirth on breast feeding，medical interventions，and mothers well-being in a Mexican public hospital：a randomized clinical trial［J］. Br J Obstet Gynaecol，1998，105：1056－1063.

［22］ 朱丽萍，李田娥，王安娣，等. 上海市导乐陪伴分娩开展状况及效果分析［J］. 中国妇幼保健杂志，2002，17：398－400.

［23］ 黄醒华，项小英，沈汝栅，等. 自然分娩的产时服务模式探讨［J］. 中华妇产科杂志，2003，

38：385 - 387.

［24］刘庸.影响分娩的因素.中华妇产科学［M］.2 版.北京：人民卫生出版社,2004：258 -
264.

［25］范玲,刘冬岩,黄醒华.陪伴分娩 498 例分析［J］.中国实用妇科与产科杂志,2003,19：
435 - 436.

［26］张效花,靳玉玲,杨秀宽.全程陪伴分娩 1238 例临床观察［J］.中国妇幼保健杂志,2006,
21：2703 - 2704.

［27］常玥,张丽江.促进自然分娩新技术［M］.北京：人民军医出版社,2008：55 - 72.

［28］王忠,林战,赵坤,等.全程助产责任制与产科质量关系的研究［J］.中国妇幼保健杂志,
2005,20：48 - 50.

［29］田扬顺.教你健康分娩［M］.北京：人民军医出版社,2006：151 - 179.

第六章

孕期保健策略

一、高危妊娠管理

（一）孕产妇保健系统管理历史

孕产妇保健是母婴保健的重要内容，1995 年起施行的《中华人民共和国母婴保健法》规定，国家发展母婴保健事业，提供必要条件和物质帮助，使母亲和儿童获得医疗保健服务。孕产期系统管理是指各级各类医疗保健机构为准备妊娠至产后 42 天的妇女及胎婴儿提供全程系列的医疗保健服务。建立健全孕产妇系统管理是新中国成立后几代妇幼保健工作者辛勤劳作和奋斗的目标，其中筛选和加强高危妊娠的管理，是降低孕产妇死亡率和患病率以及围生儿死亡率的重要举措。孕产期系统管理以保障母婴安全为目的，遵循保健与临床相结合的工作方针。

下面对上海市孕产妇系统保健管理的历史发展作一简要回顾。

上海市的妇幼保健工作从 20 世纪 50 年代初开始进行宣传、普及和组织建设。

1958—1975 年经历了曲折发展，并曾遭受重创，此后逐渐恢复和健全。

1975 年上海市成立三级妇幼保健网，一、二、三级医院之间建立了转诊、转院及业务技术指导关系。

1978 年上海市实施《上海市孕产妇系统保健试行办法》,建立了孕产妇管理系统,对孕产妇进行系列的检查和指导,防治孕产妇并发症:每位孕妇从怀孕开始至产后 42 天,接受医务保健人员的系统观察。早孕期到户口所属地段医院登记建立孕妇联系卡,进行早孕保健咨询和初步筛查。若经初步筛查发现合并内科疾病或遗传性疾病和其他高危因素,即转上一级医院做进一步检查和治疗。正常孕妇凭联系卡到上级医院进行定期产前检查至住院分娩,产前检查次数平均达到 8 次,医院将提要内容记录于卡上,出院后此卡转回地段医院,地段医院基层妇幼保健人员获悉基本信息后及时上门作产后访视,产后 42 天产妇和新生儿回分娩医院进行产后检查及新生儿保健检查和咨询。

20 世纪 80 年代根据卫生部发布的《妇幼卫生工作条例》的要求,明确规定了三级妇幼保健机构的职责、范围、任务和要求,不断加强和完善围生期系统保健,成立上海市出生缺陷监测办公室,建立产前诊断,开展优生、遗传咨询;研究制定高危妊娠评分法、胎儿成熟度、胎盘功能及胎儿储备能力的监测方法;试行孕妇家庭自我监护、产时重点监护等;开展新生儿先天性缺陷疾病的筛查工作;开办孕妇学校,对孕妇及其家属进行孕产妇保健和围生保健宣传教育,第二医科大学附属新华医院妇产科开设了高危孕妇门诊和病房,由主任医师亲自系统管理。国际和平妇幼保健院从 1980 年开始开展了家庭孕期自我监护,把孕期基本知识传授给每对夫妇,通过在家记录胎动、测宫底等,起到自我监护,配合医生及时发现异常情况做到及时处理。

1987 年在原妇幼保健组、儿童保健组的基础上扩建成立了上海市妇女保健所和上海市儿童保健所,全面推行孕妇家庭自我监护,常规使用产程图,严密观察产程进展,尽早发现产程异常,及时诊治或转诊,普及 B 超监测胎儿生长发育和畸形筛查。

20 世纪 90 年代制订和完善各项高危妊娠的处置办法,如高血压综合征、产后出血防治等诊疗常规,成立市级的产科心脏病监护、产科糖尿病、产前诊断、早产儿医疗护理等中心。通过三级妇幼保健网收集报表和个案资料,上海市妇女保健所对每例孕产妇死亡个案进行评审,评审分 3 类:可以避免、创造条件可以避免、不能避免,逐个进行评审,分析死亡原因,以找出工作中的薄弱环节,提出改进措施,严格做到医院每月评审,区县每季度评审,全市每半年进行总结。

2003 年建立上海市产科质量管理专家委员会,从组织构架上进一步加强产科质量管理,完善系统管理体系。根据《中华人民共和国母婴保健法》及其实施办法,卫生部《孕产期保健工作管理办法》和《孕产期保健工作规范》,2002 年上海市制定《上海市孕产期保健工作规范》。近年来随着外来人口大量流入上海市，外来孕产妇的急增对原来上海市以户籍所在地为基础的孕产期保健管理模式提出了挑战。在各方努力下，上海市孕产妇保健系统管理也发生了相应变化，针对服务对象特点，采用了以居住地为基础的系统保健管理方案。1999 年发布《关于进一步加强外来人员母婴保健管理工作的通知》，2004 年发布《关于在本市郊区县设置外来人口孕产妇平产分娩点的通知》。2012 年 12 月结合上海市孕产妇保健服务与管理的新发展和新要求重新修订了《上海市孕产期保健工作规范》。

（二）孕产妇保健系统管理现状

经过几代妇幼保健工作者、管理者的辛勤耕耘，不断进取，特别是参照 2012 年 12 月修订的《上海市孕产期保健工作规范》，目前上海市孕产妇系统管理从制度上不断完善，各管理机构功能清晰，督查和落实有效，医疗单位及医务人员对孕产妇系统管理业务不断加强和熟练。

1. 系统有效的管理机构

上海市卫生局负责本市孕产妇保健工作的监督管理，区县卫生局负责本辖区妇幼保健工作的监督管理，各级医疗机构开展孕产期保健工作。

2. 加强孕产妇保健服务

目前上海市孕产妇系统管理中比较突出的问题是外来流动人口孕产期管理。上海市分娩总数中外来户籍的比例逐年增加，低经济条件、生活环境较差、保健意识缺乏，流动性大，未到卫生机构检查和分娩，外来孕产妇死亡占全市孕产妇死亡比例增加。孕产妇保健需全覆盖，户籍人口、常住人口与流动人口一视同仁。加强对流动人口高危孕产妇的管理，需相关部门通力协作，卫生行政部门需加强组织协调、人力配备、资金投入、车辆转运、技术支持和用血等保障。各医疗点需积极进行适宜技术的推广、服务项目的优化、精简及围生保健质量的提高。

3. 有效的质量管理

上海创新推出的孕产妇妊娠风险预警评估体系，用 5 种相应颜色作为预警标识。绿色：正常孕妇，产科常规检查。黄色：低风险孕妇，跟踪重点孕妇转诊单，了解孕期动态变化、督促定期产检及住院分娩等。橙色：妊娠并发症病情较重，原则上三级综合性医疗机构进行产前监护，直至分娩；红色：可能危及孕妇生命不宜继续妊娠，原则上应在三级综合性医疗机构诊治，病情危重者需及时转上海市危重孕产妇会诊抢救中心救治；紫色：妊娠合并严重传染病，转诊至上海市公共卫生临床中心。对每位孕妇在孕早、中、晚孕期产前检查时进行预警评估及分类管理。

危重孕产妇管理和评审：各助产医疗机构建立危重孕产妇抢救工作预案和抢救绿色通道,建立危重孕产妇抢救报告制度：要求上报的危重孕产妇：产科出血>2 000 ml,或出现 DIC 等,子痫,重度子痫前期合并心、肝、脑、肾重要脏器并发症者,羊水栓塞,子宫破裂,各种产科疾病所致的 DIC,妊娠合并心力衰竭,重症肝炎,急性脂肪肝,重症感染,重症胰腺炎,多脏器功能衰竭和主治医生有充分理由认为的危重患者。当发生危重孕产妇抢救时,第一时间向所在地区县妇幼所报告,区县妇幼保健所立即派专人赶赴现场调查,协调抢救工作,经确认后 6 小时内书面上报市妇幼保健所和区县卫生行政部门,经确认后立即电话报市卫生行政部门,并填写危重报告单,24 小时内以书面形式报告。

孕产妇死亡管理和评审：每一例孕产妇死亡立即组织专家评审,评审过程按 WHO12 格表,确认死亡原因及分类,分析相关因素等,评定类别(Ⅰ类可以避免、Ⅱ类创造条件可以避免、Ⅲ类不可避免)。

围生儿死亡管理和评审：凡发生围生儿死亡的单位需填写《围生儿死亡登记簿》和《围生儿死亡评审表》,医院、区县、市级评审,评审类别(Ⅰ类可以避免、Ⅱ类创造条件可以避免、Ⅲ类不可避免)。危重孕产妇会诊和转诊时,应先与对口单位联系,填写《危重孕产妇转诊单》,医护人员护送交接病人。接受方签署、发回转诊单。经卫生行政部门指定的 5 家危重孕产妇会诊抢救中心对口各区县,均需有一支训练有素、设备齐全的抢救专业团队。保持抢救绿色通道的畅通,使危重孕产妇得到及时、有效的救治。

4. 业务培训及继续教育

建立健全上岗培训和继续教育制度,针对孕产妇保健管理和产科重点问题和薄弱环节开展分层分类培训。加强学科建设,有计划地组织市级专业骨干队伍的培训。

5. 信息管理

上海市建立并使用"上海市孕产妇保健信息系统"。各级医疗机构按规定填写并做到信息安全。

二、营养管理的发展及展望

(一) 营养学的初始阶段

营养学发展有着长远的历史,我国在西周时期(公元前 1100—前 770 年)就有负责饮食营养的"食医"。1785 年法国发生的"化学革命",标志着现代营养学的开端。此后,伴随着生命科学各领域如化学、物理学、生物化学、微生物学、生理学、医学取得的突破性成果,现代营养学的研究内容进一步加深和扩展,特别是基因组学、蛋白质组学及代谢组学技术在营养学研究领域的应用,为现代营养学提供了广阔的发展前景。1934 年美国营养学会成立,标志着现代营养学的基本结构体系形成的开始,这个时期,大多数人体需要的主要营养素从食物中分离并命名,并在实验室进行化学成分的分析,并逐渐开始进行动物模型试验,以期验证营养组分在人体的确切作用。

我国现代营养学最早开始于 1920 年之后。1927 年,中国最早的营养学刊物创刊,名为《中国生理杂志》。前后发表了《中国食物的营养价值》和《中国民众的最低营养需求》。1939 年,中华医学会提出了中国最早的营养素供给量参考值。1945 年,中国营养学会成立于重庆,并创办了《中国营养学杂志》。

中华人民共和国成立初期,根据营养学家的建议,国家对主要粮食及食物实行统一采购、统购统销,保证了人民最基本的生存需求。在全国各级医学院开展营养卫生课程。1952 年,我国发布了中国第一本营养成分表。1959 年,实施中国第一次全国营养调查。1963 年,提出新中国成立后第一个营养素供给量建议。

(二)上海营养学的重启

20 世纪 50 年代末 60 年代初,中国遭遇自然灾害,进入困难时期,大多数国民处在饥饿状态,当然也就谈不上什么营养了。"文化大革命"的十年期间,国内几乎所有的科学研究都处于停滞状态。

直到 1978 年十一届三中全会后,各个科学领域都开始恢复,营养学会也重新组建,1982—2002 年间,每 10 年进行一次全国营养调查。1988 年修订了全国居民膳食营养供给量,这其中也包括了孕妇的营养供给需求量。1989 年制定了中国第一个居民膳食指南。1997 年修改了膳食指南并发布了膳食宝塔。1997 年国务院办公厅颁发了《中国营养改善行动计划》。此后北京、天津、杭州、上海等省市先后建立临床营养质量控制中心,对医院住院患者的营养进行规范化的管理。在 2013 的全国营养科学大会上,对营养素供给量又做了进一步的调整。

(三)围生营养学的产生

围生营养学是介于营养科学与产科学、儿科学之类的桥梁学科,是比较新的学科。在国家经济社会发展较为落后的时期,妊娠妇女只能听从当地习俗、婆家规矩等来怀孕坐月子,但吃什么,怎么吃,吃多少没有科学的指导,要么是盲目多吃,要么是盲目忌口,与之相关的孕妇营养不良、婴儿出生缺陷、婴儿发育不良广泛存在。

20 世纪 80 年代,一些卓有远见的营养学科专家开始致力于孕产妇营养方面的研究。在上海,1988 年邵玉芬教授在中国福利会国际和平妇幼保健院潘季芬院长的支持下,成立了第一个专门针对孕妇的营养门诊,并在计算机科室的协助下,自行设计了营养分析软件,对孕妇的营养摄入进行计算和分析,并给予孕妇个体化的、科学的相关饮食指导。

1989 年苏祖斐教授在当年的《营养学报》上发表宣言:组织起来,勇敢地迎接妇幼营养艰巨任务的挑战。自此,妇幼营养正式成为临床营养学的一处重要分支部分。

2011 年卫生部围生营养项目启动,全国开始围生科和营养科的全面合作。

2016 年,我国发布了最新的《孕期妇女膳食指南》(以下简称《指南》),该《指南》指出,妊娠期是生命早期 1 000 天机遇窗口的起始阶段,营养作为最重要的环境因素,对母婴双方的近期和远期健康都将产生至关重要的影响。

(四)围生营养学的兴旺与现状

近 10 年来,随着国内外学科交流的广泛深入及各类孕妇营养的调查和科研的深入,人们越来越认识到围生营养不仅影响孕妇和胎儿的近期健康,而且对人的远期乃至一生,甚至子孙后代的健康都具有重要或潜在的影响。

2005 年,国内首次引进 DOHaD 理论,2008 年中国多哈联盟成立。2009 年,多家国际知名营养品公司与卫生部合作,建议围生营养项目,对全国妇幼营养工作进行规范化和统一管理。2011 年,卫生部围生营养项目逐渐覆盖全国,每个省都有至少一到二家围生营养门诊。围生营养的主要目标和作用在于:促进孕产妇营养合理及膳食平衡,制订合理孕产妇及胎儿营养规则,减少妊娠及分娩并发症和出生缺陷胎儿营养相关性疾病,提高出生人口素质。围生营养的重要性,不仅仅在于怀胎十月的短短过程,而在于孩子将来一生的慢性疾病的发病可能减少,子代的子代的健康更是要重视。不仅仅在于一家三口一个宝宝的现在和未来,更在于整个国家的未来,子孙后代的持续健康,国力增强等远期益处,才是围生营养项目的最终目标。在国家卫生部的项目推进下,营养学与围生医学相互结合,实施科学的围生营养服务新模式,使妊娠并发症发生率明显下降、自然分娩率提高。孕期合理营养是母婴健康的重要措施。

同时,在对产科合并各类并发症的治疗中,肠内营养制剂和肠外营养配合产科治疗也更多地应用于妊娠期各类治疗中。APP、移动穿戴设备用于配合孕妇进行体重、血压、血糖监测,与医生互动咨询等也在门诊及社区工作中渐渐开展。

（五）展望

随着围生营养学的深入发展，学科与学科的结合，全国各地的医院合作，卫健委统领的协调指挥，有助于各地各院医务人员相互配合，结合中国自己的国情开展营养研究，调整孕期各阶段的营养素摄入推荐量（RNI's），深入调查研究我国孕妇迫切需要解决的饮食营养问题，并结合我国当前的实际情况提出切实可行的具体措施和解决方案。研究营养素食物、饮食对某些疾病发病的影响和预后，如妊娠期糖尿病、慢性高血压合并妊娠、子痫前期、孕期甲状腺功能改变等孕期并发症在营养与饮食方面的辅助治疗，并跟踪调查子代未来的发病率等，这些都是当代围生营养科学研究需要关注的重要问题。同时也需强调膳食的整体效应及针对慢性病的营养个体化研究。

开展营养食疗结合的临床营养治疗研究，考虑中西医结合，在西医明确诊治的基础上，辅以中医食疗和食养的探讨，使得传统食疗理论与现代围生营养科学相结合。提高临床营养治疗的水平，使临床营养治疗和预防更具中国特色。

近年通过基因检测等技术，发现不同个体对叶酸、铁等营养素的吸收率不同，根据不同基因结果进行营养补充，强调个体化的营养补充，对叶酸利用能力较差或很差的孕妇进行孕期个体化叶酸补充可以有效降低妊娠期高血压疾病的发病率。应用基因检测技术研究孕妇肠道菌群变化与肥胖、糖尿病的相关性研究也在各地有文献报道。可以预计今后在围生期应用各种最新检测技术，对于个体化营养指导会有很大的帮助和指导意义。

2017年6月30日，《国民营养计划（2017—2030年）》由国务院办公厅发布，与《中国儿童发展纲要（2011—2020年）》及《健康中国2030年规划纲要》等一起，从国家政策层面提出了不少围生营养的更高发展目标。

到2020年前孕妇叶酸缺乏率控制在5％以下；孕妇贫血率下降至15％以下；到2020年要实现我国0～6个月婴儿纯母乳喂养率达到50％以上。

到2030年，营养法规标准体系更加健全，营养工作体系更加完善，食物营养健康产业持续健康发展，传统食养服务更加丰富，"互联网＋营养健康"的智能化应用普遍推广，居民营养健康素养进一步提高，营养健康状况显著改善，并实现以下目标：

——进一步降低重点人群贫血率。5岁以下儿童贫血率和孕妇贫血率控制在10％以下。

——5岁以下儿童生长迟缓率下降至5％以下；0～6个月婴儿纯母乳喂养

率在 2020 年的基础上提高 10％。

　　大力推动营养健康数据互通共享。依托现有信息平台，加强营养与健康信息化建设，完善食物成分与人群健康监测信息系统。大力发展 APP、可穿戴设备、健康指导的网络化移动应用等。

　　近年来，在中国营养学会妇幼分会的指导下，卫生部门要求三级甲等医院应设有营养门诊，并保证营养门诊的医师资质和开诊时间。对基层妇幼保健相关卫生服务机构进行营养指导的技能培训。逐渐规范从孕前、早孕开始的营养指导流程。此外妇幼营养学会与社会各界广泛合作，举办了如注册营养师的妇幼膳食及月子餐设计营养大赛、母乳喂养周、营养学术年会等一系列活动，营养学作为新兴的桥梁学科，妇产科医生和临床营养师、中医师等各学科人员通力合作，相互支持、协作科研，为不断提高我国下一代国民营养水平，为子孙后代的健康素质作出各自不懈的努力。

三、孕期健康教育

（一）健康教育概论

　　健康教育——通过有计划、有组织、有系统的社会教育活动，使人们自觉地采纳有益于健康的行为和生活方式，消除或减轻影响健康的危险因素，预防疾病，促进健康，提高生活质量，并对教育效果作出评价。健康教育的核心是教育人们树立健康意识、促使人们改变不健康的行为和生活方式，并养成良好的行为和生活方式，以降低或消除影响健康的危险因素。通过健康教育，能帮助人们了解哪些行为是影响健康的，并能自觉地选择有益于健康的行为和生活方式。

　　由于人类的行为受文化背景、社会关系、社会经济等多方面因素的影响，健康教育已超越医学的范畴，涉及社会的诸多领域。它不同于科学教育和卫生宣传，后者仅是健康教育的主要手段，而健康教育是一种有计划、有目的、有评价的教育活动，也是一种有计划、有组织、有系统的社会活动。

　　孕产期是一个特殊的时期，在怀孕期间，孕妇及其家人迫切希望从医疗保健机构得到必要的关心、支持和帮助，及时获取孕产期保健知识，包括孕前、孕期、分娩期、产褥期等各阶段的保健知识和新生儿养育要点等，以提高自我保健能力。

　　孕期健康教育就是通过有计划、有组织、有系统的各项活动，指导孕妇及其家人树立健康意识，养成良好的行为习惯和生活方式，降低或消除影响孕产期健康的危险因素。

2001年《母婴保健法实施办法》总则第五条提到"母婴保健工作以保健为中心,以保证生殖健康为目的,实行临床与保健相结合,面向群体,面向基层,预防为主的方针"。妇女保健工作以预防保健为中心,以提高妇女的自我保健意识和能力为宗旨。通过健康教育、提供信息、开展咨询活动帮助妇女树立科学的保健理念,掌握保健知识,采取健康的生活方式和行动来保护健康、促进健康。

(二) 健康教育在孕期保健中的作用

1. 是保护母婴健康、降低孕产妇死亡率,提高出生人口素质的重要手段

孕产妇作为妇幼保健工作的重点人群,指导其进行产前检查并宣讲高危妊娠发病的相关因素,从而有效预防、及时发现和治疗高危妊娠,降低高危妊娠发病率,是提高围生期保健质量的关键。而健康教育作为传授保健知识、指导人们采纳健康行为、提高自我保健能力的一门科学,是协助提高妇幼保健水平、增强妇女儿童健康的一个重要手段。

2. 增进孕产妇的自我保护与疾病防治知识,提高其自我保健能力

由于特殊的生理、心理特征及特殊的社会地位,孕产妇必将面临许多的身体、心理及社会问题,她们的应对、处理能力必定会对其健康造成影响,如孕期合理营养、科学坐月子、坚持母乳喂养等都有赖于妇女的自我保健能力,而采取健康教育是提高她们自我保健能力的有效途径。

(三) 围生期健康教育的内容

孕妇健康教育的内容可分为孕前保健、孕早期保健、孕中期保健、孕晚期保健、分娩期保健、产后保健和新生儿保健等。

(1) 孕前保健:孕前检查的重要性、营养准备、不良因素的影响、优生咨询和产前诊断的对象、严重疾病妊娠前的医学指导,丈夫的因素等。

(2) 孕早期保健:母体生理变化、胎儿生长发育、孕早期孕妇心理及营养、丈夫在生活上的关心和夫妻的心理变化及调适、常见致畸因素、合理用药、孕早期常见异常的诊治、口腔保健等。

(3) 孕中期保健:孕期合理营养指导、家庭自我监护、孕中期体操、定期产前检查、胎教、孕中期有关疾病的防治等。

(4) 孕晚期保健:母乳喂养的好处、临产征兆、临产前的准备、分娩方式和地点的选择、孕晚期体操等。

(5) 分娩期保健:分娩过程、分娩时的心理疏导、分娩镇痛、陪伴分娩、丈夫在分娩过程的参与以及分娩时常见并发症的处理等。

（6）产后保健：产后营养与卫生、产后体操与休息、产后的心理调节、母乳喂养指导技巧、产后避孕方法及知情选择等。

（7）新生儿保健：正常新生儿的特点及保健、新生儿抚触、新生儿疾病与护理等。

（四）上海目前孕期健康教育的现状

1. 上海孕妇学校现况

上海市的孕妇学校始创于20世纪80年代，且最初的形式是自发、散在而不规范的，主要以卫生知识宣传为主。从90年代起，上海市卫生局开始在各相关助产卫生机构规范孕妇学校工作。1991年颁发了《关于加强孕妇学校管理的通知》，初步规定了全市孕妇学校的设置要求和基本规范。1997年市卫生局发文《开展孕妇学校工作要求》（沪卫妇儿〔1997〕号），进一步明确规定全市凡开设产前检查门诊的医疗保健机构均应开设孕妇学校，并制定了更加明细的工作规范。全市孕妇学校工作由上海市卫生局统一管理，上海市妇女保健所作为业务技术指导单位；规定每个孕妇学校必须有固定的教室，且教室面积必须大于16平方米，配备电视机、DVD、电脑、投影等电化教育设备，购置新生儿、乳房和营养模型等相应的教学模具；通过制作健康教育宣传版面、分发宣教折页等，营造良好的健康教育氛围。目前全市所有二、三级接产机构均要求建立孕妇学校，开展免费的孕产期健康教育工作。各医疗保健机构筛选高年资医务人员担任孕妇学校教师，所有师资均经过上海市妇女保健所统一培训，经考核合格者，颁发教师证书，持证上岗。

2. 成功实例

国际和平妇幼保健院于2002年成立了母婴健康中心，传授和普及母婴健康知识，开展各项健康教育活动；健康教育中心占地面积近300平方米，从2002年开始逐渐形成一个优秀的健康教育师资梯队，既有专职负责健康教育的人员，又有工作在临床一线的中级职称以上医务人员，如产儿科主任、病房主管、产房助产师等。

1）健康教育内容满足不同人群需求

根据妇女儿童及临床保健的需要开设了不同内容的健康教育课程，有孕期保健、促进自然分娩、促进母乳喂养、孕产期营养、孕期运动、儿童早期教育及妇女保健。妇女保健课程主要针对女性各期的特点进行健康教育（除了孕产期），包括乳房保健、避孕指导、妇科炎症、围绝经期、青春期内分泌问题、妇科肿瘤等方面，面向社会免费开放。

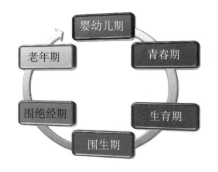

2）延伸了服务期限

从以往单一的孕期保健发展为自怀孕前准备开始到孕期、产时、产后直至儿童3岁阶段,后文将健康教育扩展到女性各时期如青春期、生育期、围绝经期、老年期等人群,形成女性一生完整的健康圈。

3）丰富的健康教育形式

健康教育不局限于课堂,孕妇及家属也可通过网络、视频、宣传折页等获得健康知识。从小课堂走向云课堂,借助互联网扩大科普知识传播的途径,通过微视频、微信将保健知识普及得更广更方便,国妇婴官方微信(国妇婴掌上医院)设立有健康微知识库,使孕产妇通过手机就可获得他需要的保健知识,同时根据孕周为孕妇主动推送保健知识。在形式上有一对一、小班、大班、理论课、实践课、操作课等形式,努力做到科学普及、通俗易懂、寓教于乐。地点也不局限于教室,有产房、病房、门急诊等场所的健康教育。

4）不断创新的健康教育形式

"同伴支持"在很多健康教育活动中发挥着重要作用,这个活动的核心是交流,在相互交流中找到解决问题的办法,树立相应的信念。"同伴支持,促进母乳喂养"给母乳喂养的妈妈们互相交流、分享母乳喂养感受的机会,这项活动得到很多正在母乳喂养妈妈的肯定。"同伴支持,促进自然分娩",产后妈妈将与准妈妈共同分享分娩经历和感受,给妈妈们互相交流的机会,通过这个活动让孕妇有信心将母乳喂养和自然分娩坚持到底。

5）优质的健康教育师资和管理团队

健康教育的师资是工作在临床一线的医务人员,由营养师、病房主管护师、产房助产师、儿科主任、妇科专家等构成了健康教育的优秀师资队伍。管理上制订完善的科普资料和教学效果评估,有授课大纲及教案,包括文字资料、图片、授课PPT,有健康教育评价系统,包括学员反馈、科普授课考评、病房健康教育考评等,形成有效的管理系统。

每年都有10万多个家庭通过国际和平妇幼保健院这个平台得到健康教育,成为孕产期保健非常重要的手段之一。

3. 目前孕期健康教育的瓶颈

虽然目前有关产前健康教育的研究很多,有大样本的孕产妇健康教育的需求调查,产前健康教育的内容及形式也呈现多样化、个体化,且产前健康教育的方法也采用了一些新的方式来实施,取得了很好的效果,但是现在的产前健康教育大多数缺乏理论支持,使得产前健康教育只是简单的知识宣教,效果与预期仍有明显差距。在这方面需要我们进一步努力来探求健康教育理论在产前健康教育中的应用价值,为进行健康教育提供理论指导。

(五) 利用健康教育理论,建立完善的健康教育体系

1. 围生期健康教育的需求调查

健康教育研究的第一步是调查评估孕妇的健康需求,以便根据孕妇的实际需求制订切实可行的健康教育计划,普及孕期保健知识,提高孕期保健质量。调查发现,孕妇在不同孕期对知识的需求不同,孕早期孕妇更加关注孕期保健、胎教、新生儿常见疾病的预防及处理等;孕中期孕妇对分娩过程及技巧比较重视;孕晚期孕妇更加关注母乳喂养和分娩方式的选择。因此,孕妇知识需求随着孕周的不同而变化,提示产科医护人员在围生期教育的内容方面要根据孕周的不同,注重孕妇的需求,有的放矢地进行产前教育,以满足不同的需求。

2. 围生期健康教育方法探讨

健康教育方式的选择对提高教育质量至关重要,一种好的教育方式可以得到事半功倍的效果。在开展产前健康教育工作中。例如将临床路径和流程再造的理论运用于健康教育,设计出健康教育表并应用于临床使孕妇的健康教育工作更加科学化、制度化、规范化。利用情景导入使产妇及家属明白分娩是一个自然发生的过程,产妇并非是严重疾病者,其本身就有不同程度的维持自我健康、进行自我护理的能力,医护人员通过健康行为指导使孕产妇掌握自我护理技巧以及护理新生儿的技巧,增强其信心,改变其观念,在产科门诊运用"个性化施教"、"助产师门诊"这两种方法进行健康教育更受到孕妇及家属的认可,取得了很好的效果。另外有研究发现虽然对孕产妇实施健康教育,但由于孕妇与医护人员之间的交流互动较少,孕妇仍然对孕期高危因素的认知较少,在产前健康教育中须特别强调医务人员与孕妇之间的互动,以调动孕妇学习积极性,提高学习效果。

为了使妇女在孕前及怀孕初期即能了解相关保健知识和保健服务,孕产期的健康教育工作也应向社区层级发展。使孕产期健康教育不仅仅局限在二、三级医疗机构,健康教育的关口应前移,覆盖面应逐渐增大,只有这样才有利于全市优生、优育工作的开展和母婴健康水平的提高。

3. 健康教育效果评价

通过对最终效果的评价,全面地分析和评估整个健康教育的成败和优劣,为继续发展计划以及进一步执行计划提出科学的决策。评价不是结束后才进行的

工作,而是贯穿于行动始终。如过程效果评价的指标有健康知识知晓率、信念持有率、知识(行为)合格率等,结局效果评价包括疾病的发病率、患病率、死亡率和精神生理招标的变化,如血压、胆固醇、身高体重变化等。有文献报道接受过健康教育者产前检查次数明显高于未接受者。而孕妇在孕期缺乏围生期保健知识、产前检查次数不足 4 次与孕产妇病死率明显相关。例如报道综合性产前健康教育能有效提高孕产妇的保健知识水平,使其树立正确的健康价值观,从而提高孕产妇的自我护理能力。皮乃冰等对 5 348 例孕产妇进行调查,将孕妇学校的孕产妇列为研究组,非孕妇学校的孕产妇列为对照组,对两组孕产妇围生期母婴死亡率、分娩方式、出生缺陷率、产褥期并发症发生率进行比较。结果发现,研究组孕产妇围生期母婴死亡率、剖宫产率、难产率、出生缺陷率、产褥期并发症发生率均明显低于对照组($P<0.05$)。

(金　炎　王丽萍)

参考文献

[1] 上海市卫生局妇幼处. 上海市孕产妇系统保健管理[J]. 中国妇幼保健管理,1986,1(1):21—23.

[2] 上海市卫生局. 上海市孕产妇系统保健工作规范[Z]. 上海:2002.

[3] 顾景范. 我国现代营养学的诞生及早期学术活动[J]. 营养学报,2015,2:107 - 112.

[4] 孙长颢. 现代营养学的发展历程、现状及展望[J]. 中华预防医学杂志,2008,42(Z1).

[5] 荫士安. 现代营养学[M]. 北京:人民卫生出版社,2008.

[6] 苏祖斐. 组织起来,勇敢地迎接妇幼营养艰巨任务的挑战[J]. 营养学报,1989,3.

[7] 杨慧霞,段涛. 健康与疾病的发育起源:DOHaD 在中国[M]. 北京:人民卫生出版社,2013.

[8] 孙长颢. 关于营养学的几点前瞻性思考[J]. 中华预防医学杂志,2018,2(52):121 - 123.

[9] 魏海青,范秀华,张伟,等. 个体化补充叶酸预防妊娠期高血压疾病的临床观察[J]. 河北医学,2016,12:2014 - 2016.

[10] 王颖楠,周琴,王曼琳,等. 孕妇体重对妊娠糖尿病发生率、孕期肠道菌群变化及预后的影响[J]. 医学研究杂志,2017,46(2):70 - 73.

[11] 国务院妇女儿童工作委员会. 中国儿童健康纲要(2011—2020)[Z]. 2010.

[12] 中共中央、国务院. 健康中国 2030 规划纲要[Z]. 北京:2016.

[13] 国务院.《中华人民共和国母婴保健法实施办法》(2001 年 308 号)[Z]. 北京:2001.

[14] 皮乃冰,成立松. 产前健康教育对围生期健康的影响[J]. 中国实用医药,2008,3(26):180 - 181.

[15] 华嘉增,朱丽萍. 现代妇女保健学[M]. 上海:复旦大学出版社　2011.

[16] 沈铿,马丁. 妇产科学[M]. 3 版. 北京:人民卫生出版社,2018.

［17］刘筑玉,郭华,潘伟芳,等.546 例孕产妇产前检查及妊娠分娩异常与健康教育关系的回顾性研究[J].中国健康教育,2003.19(3)：162－165.

［18］许瑞清.健康教育在产褥期的作用[J].现代医药卫生,2006,22(8)：1125－1126.

［19］吕苏芳,盛华丽,余丽华,等.孕期情景导入健康教育模式对产妇自我护理能力的影响[J].护理研究,2007,21(6)：1462－1463.

第七章

产前诊断技术的发展

一、概述

筛查是通过对特定或普通人群开展一些简便、经济、无创伤性的检查,从而识别出罹患某一特定疾病的高危人群,再对这些高危人群进行后续的诊断性检查及治疗,最终使罹患这一疾病的人群得到早期诊断和治疗,最终获益的过程。目前所说的产前筛查是指通过无创检测胎儿母亲外周血标志物,从孕妇群体中发现怀有某些先天缺陷胎儿(目标疾病是常见胎儿21三体综合征、18三体综合征等的染色体疾病和神经管缺陷)的高风险孕妇,也称作母血清产前筛查(maternal serum screening, MSS)。产前筛查的重要意义在于从普通孕妇人群中发现高危者,从而避免了大量不必要的有创性产前诊断,不足之处在于存在假阳性和假阴性,前者增加了不必要的产前诊断人群,后者则造成异常胎儿的漏检。我国的产前筛查开展较晚。直至1998年才引进国外数据库及风险值计算软件开始唐氏综合征(Down's syndrome, DS)等产前筛查,2002年后广泛开展。至今,20余年的资料已体现出孕妇血清学筛查对减少我国唐氏综合征患儿的出生、控制我国出生缺陷有显著作用。

产前诊断又称宫内诊断或出生前诊断,是指在胎儿出生前用各种方法诊断胎儿是否患有某种遗传病或先天性疾病的一种手段，是人类细胞遗传学、分子遗传学、生物化学和临床医学实践紧密结合的一门学科。产前诊断最早出现于 20 世纪 60 年代，而目前产前诊断已成为国外发达国家临床产科学的重要组成部分，大多数的 35 岁以及 35 岁以上的孕妇都能接受产前诊断检查，对常见的唐氏综合征的产前诊断早已被明确列为产科常规检查项目之一。产前诊断分为即侵入性和非侵入性方法两大类。前者包括羊膜腔穿刺、绒毛活检、脐静脉穿刺、胎儿镜和胚胎活组织检查等，其中羊膜腔穿刺和绒毛取样是目前最常用的两种产前诊断取样方法；后者则包括超声波以及母体外周血胎儿细胞、核酸检测等。我国的产前诊断起步较晚，只有 20 余年时间。目前在我国进行产前诊断的疾病以胎儿感染、先天畸形、染色体病和单基因病 4 大类为主。近年来随着我国产前诊断技术的不断发展以及产前诊断在国内诸多大型医院的逐步开展，有效地增强了人们对这一检查的认识，并降低了部分先天缺陷胎儿的出生率。

但应注意的是，目前产前诊断尚未在我国完全开展，产前诊断技术也存在不恰当应用的问题，而且诊断水平还远远不能满足优生优育的需要，仍然存在很多需要解决的问题，如缺乏敏感、特异的早期诊断手段，仅凭现有的 1～2 项检查往往不能全面反映宫内胎儿发育的真实情况，准确率不高，且分子诊断研究落后，不能满足临床的需要。另外，目前多数的产前诊断需做侵入性检查，对孕妇和胎儿有一定的创伤和风险。因此，寻找更加合理的无创的取材方式并将分子生物学、分子遗传学等方法与目前产前诊断常用的检测方法有机结合以进一步提高产前诊断的准确率将是今后产前诊断发展的重要方向。

二、血清学产前筛查技术

母体血清学的筛查是对怀孕(11～13) + 6 周(孕早期)和孕(15～20) + 6 周(孕中期)的孕妇外周血血清中某些特异生化指标进行定量检测，结合孕妇的年龄、孕周等参数，运用筛查软件计算出唐氏综合征妊娠发生的概率值，以评估胎儿的患病风险。

(一)产前筛查原理和方法

1. 产前筛查常用的概念

中位数倍数(multiple of median，MoM)：孕妇血清标志物的测定值与相同孕周正常孕妇该标志物的中位值之比，即为 MoM 值。

检出率(detection rate，DR)：产前筛查呈高危的唐氏综合征妊娠孕妇人数与所有唐氏综合征妊娠孕妇人数的比值。

假阳性率(false positive rate，FPR)：经过产前筛查被识别为高危的正常妊娠人数占所有参与筛查的正常妊娠人数的比例。

假阴性率(false negative rate，FNR)：经过产前筛查未被识别为高危的唐氏综合征妊娠孕妇人数占所有参与筛查的唐氏综合征妊娠人数的比例。

阳性预测值(OAPR)：筛查高危人群中唐氏综合征妊娠的人数与筛查高危人群的人数比值。

风险切割值(cut-off value)：某一筛查系统中用于区别高风险和低风险人群的一个数值。

2. 产前筛查常用的标志物

甲胎蛋白(alpha-fetoprotein，AFP)：AFP 是最早用于唐氏综合征筛查的血清标志物，主要来源于肝脏和卵黄囊，由胎肝细胞合成，通过胎儿泌尿系统排泄到羊水中。母血清 AFP 的浓度是随孕周而变化的。1984 年，Merkatz 等报道妊娠唐氏综合征胎儿的孕妇，母体血清 AFP 水平比正常妊娠明显降低。目前，多数学者认为 AFP 为妊娠中期唐氏综合征筛查的有效标志物。有研究表明，根据 N-连接寡糖的不同，AFP 可分为多种变异体，其中以小扁豆凝集素(LCA)最为常见，根据亲和力可将 LCA 分为 3 种(LCA-1、LCA-2、LCA-3)。而不同的 AFP 变异体在胎儿中的含量随孕周的发展呈动态变化。最新研究表明，AFP-L3 与唐氏综合征密切相关。唐氏综合征孕妇血清中，AFP-L3 的含量明显高于正常孕妇。值得说明的是，在胰岛素依赖型糖尿病人(insulin-dependent diabetes mellitus，IDDM)中，AFP 浓度较正常值低 10%，母体体重高者 AFP 值偏低，吸烟者 AFP 高 3%。母体肝功能异常者 AFP 也会增高。

人绒毛膜促性腺激素(HCG)：HCG 由胎盘合体滋养层细胞产生，在妊娠的前 8 周迅速增高，此后逐渐下降，约在 20 周时达到相对稳定。由于唐氏综合征患儿较正常胎儿成熟晚，妊娠进入中期时，HCG 及游离 β-HCG 水平仍处于高水平。因此，HCG，尤其是游离 β-HCG 是目前早、中妊娠期产前筛查必选的临床筛查指标，其最佳检测时间是孕 8～13 周。

妊娠相关血浆蛋白 A(pregnant associated plasma protein A，PAPP-A)：PAPP-A 是由胎盘合体滋养层细胞分泌的一种巨球蛋白。PAPP-A 从妊娠 6 周起明显升高，但在唐氏综合征和 18 号染色体三体患儿的孕妇血中 PAPP-A 浓度却明显降低，原因可能是患儿染色体异常，导致胎盘合成的 PAPP-A 减少，导致妊娠早期孕妇血中 PAPP-A 低值。但妊娠中期，患儿母体血中的 PAPP-A 接近正常水平。因此，PAPP-A 只能作为早期妊娠而非中期妊娠的筛查指标。

游离雌三醇(uE3)：uE3 是由胎儿肾上腺皮质、肝脏和胎盘合成,以游离形式分泌进入母体和胎儿血液循环。uE3 主要用于妊娠中期 DS 的筛查。早期研究人员发现妊娠唐氏综合征儿的母体血清游离 uE3 的水平比正常妊娠水平低25%。近年来,对 uE3 的参考价值颇具争论性,但大多数学者对此筛查指标持肯定态度,将其作为妊娠中期常用的联合筛查指标之一。

妊娠抑制素 A(inhibin A)：抑制素可分为抑制素 A 和抑制素 B 两种,抑制素 A 是一种由胎盘合体滋养层细胞产生的一种异二聚体糖蛋白。抑制素 A 在孕 10~12 周时升高并达到高峰,在孕 15~25 周后下降形成一个稳定平台,期间无孕期差别。在唐氏综合征患儿母体血清中,抑制素 A 为正常对照的1.62 MoM 值,孕中期抑制素 A 对唐氏综合征的检出率可达 36%,假阳性率为5%,与现存的其他血清标志物相结合,可提高妊娠中期唐氏综合征的检出率,提高比例可达 6%~20%,但对孕早期筛查意义不大。

胎儿颈部透明层厚度(nuchal translucency, NT)：NT 是覆盖胎儿颈部脊柱软组织和皮肤之间的半透明软组织的最大厚度,是目前最常见且最有效的一项超声筛查指标。根据 NT 的厚度换算成 MoM 值,再结合孕妇年龄,可达到77% 的检出率。

(二) 产前筛查方案和组织实施

1. 产前筛查方案

从上述唐氏综合征筛查母体血清标志物的临床应用特征可以看出,在唐氏综合征的产前筛查中,如单独使用某种血清标记筛查唐氏综合征的检出阳性率低,假阳性率高;如测试多项血清标记物会有助于提高检出率,但同时会增加测试费用,从而给筛查的普及增加难度。目前临床使用最为广泛的是两联筛查、三联筛查及四联筛查。

1) 妊娠早期产前筛查

妊娠早期筛查能尽早发现唐氏综合征胎儿,可及时终止妊娠,减轻中期引产带来的精神及肉体痛苦,所以日益受到人们的重视。相比较孕中期筛查而言,唐氏综合征的孕早期筛查是较新的模式。该模式是伴随着孕早期[(11~13) + 6]超声下胎儿颈后透明带(NT)检查的开展而日渐成熟的。

PAPP - A + β - HCG：是较有效的妊娠早期二联筛查组合,阳性检出率可达 64.6%,假阳性率为 5%。

PAPP - A + β - HCG + NT：目前被公认最有效的联合筛查组合,唐氏综合征的阳性检出率多达 80% 以上,假阳性率为 1%～10%。

2) 妊娠中期产前筛查

二联筛查:指以孕中期[(14～20)+6 周]血清 AFP 和 HCG 或游离 β-HCG(AFP + HCG/游离 β-HCG)为标志物,结合孕妇年龄、孕周、体重等参数计算胎儿罹患唐氏综合征风险的联合筛查方案。其唐氏综合征胎儿的检出率可达 65%,假阳性率为 5%。

三联筛查:孕中期组合 AFP、HCG/β-HCG、uE3 是最先被使用的组合方案。1994 年美国妇产科学院曾向全美孕妇正式推荐这一组合。目前在世界范围内被广泛应用。这一组合标记的胎儿唐氏综合征的阳性检出率为 69%～77%,用于高龄孕妇的阳性检出率更高,目前在国内得到广泛应用。

四联筛查:指以孕中期[(14～20)+6 周]血清 AFP + HCG(或游离 β-HCG)+ uE3 + 抑制素 A 为指标,结合专门的筛查软件和孕妇的体检信息计算胎儿罹患唐氏综合征风险的联合筛查方案。其检出率比 3 种标记物的方法提高 8%,可达 80%,而假阳性率下降 30%～60%。随着组合项目的增多,检测成本也大大增加。目前在国内应用较少。

3) 多步骤筛查方案

将某些筛查指标在孕早期或孕中期内应用,称单步骤筛查。若将不同孕期(早期和中期)的筛查指标结合应用,称多步骤筛查。

序贯筛查:序贯筛查(sequential secreening)是在孕早期将筛查的结果首先报告,再对筛查阳性的病例进行诊断性测试;而对筛查阴性的病例进一步行孕中期的筛查,对孕中期筛查阳性病例进行诊断性测试;余下的阴性病例接受第 3 次筛查试验。以此类推。序贯筛查的最终结果是大大提高了总的假阳性率,而总检出率只会有限提高。序贯筛查仅将试验结合在一起,没有额外的统计模型分析,这是不够科学的。

在方法学上,把两种不同的筛查试验相结合的方式是综合筛查(integrated test)和应变筛查(contingent screening)。

综合筛查:即孕妇在孕早期接受 NT 筛查和生化指标筛查,孕中期再接受生化指标筛查,两次结果整合后才能给出一个筛查风险报告。综合筛查的目的是获得最大的检出率,同时将假阳性率控制在能接受的水平。SURUSS 和 FASTER 的试验证实,在假阳性率为 5% 时,综合筛查的检出率分别为 93% 和 95%。不考虑"应变筛查"方法时,综合筛查灵敏度最高,比孕早期联合筛查稍好。但与后者相比,综合筛查的不足之处在于无法在孕早期诊断,确诊后终止妊娠的时机较晚(需等到孕中期),而且有一部分孕妇(至少 5%)在孕早期筛查因发现超声指标异常后马上进行诊断性测试而没有参加孕中期筛查。与应用现有的模型相比,这可能会导致更高的假阳性率。尽管理论上综合筛查似乎是一个很有吸引力的方法,但目前尚缺少前瞻性的数据来评价其实际临床价值。

应变筛查:是一个相对新的概念。其程序是,先对整个群体进行第 1 次筛查,根据筛查风险将人群区分为 3 部分:高风险人群、中风险人群和低风险人群。高风险人群约占总人数的 1%,但包括了大部分的唐氏综合征妊娠,这部分孕妇直接接受产前诊断;低风险人群占总人数的绝大部分,只包括了唐氏综合征妊娠的极小部分,这部分人群不需接受产前诊断;中风险人群约占总人数的 15% 和唐氏综合征妊娠的 15%,这部分人群接受第 2 次筛查,再次区分为高风险人群或低风险人群。应变筛查的优势在于:①综合了所有有用的筛查指标的信息;②保证了高风险人群得到及时诊断和早期处理;③只有极少部分孕妇需要进行第 2 次筛查,而且经济、方便;④根据统计模型,检出率超过 95%,假阳性率低于 3%。这是将不同的筛查试验结合在一起的成本—效益最好的方法。但目前也缺少前瞻性的数据来评价其实际临床价值。

当前有证据表明,唐氏综合征的最佳筛查形式是孕早期的联合筛查或应变筛查。在几乎所有的检测模型中,NT 始终是最基本的指标。然而,无论是单独或联合其他指标筛查,NT 要有效地应用于筛查,必须由经过培训和认证的超声专业操作人员采用标准化的方法测量。同样,开展孕中期唐氏综合征生化标志物筛查的实验室都应该有规范的内部质量保证、外部质量保证和效能监控。

2. 产前筛查的实施

唐氏综合征的产前筛查是一项涉及门诊、实验室和随访等多个部门以及妇产科医生、实验室人员、护士及标本转运人员等多种人员的系统工程。产前筛查的效果很大程度上取决于这个综合体系的运转情况和工作质量。所以,在开展产前筛查工作时,一定要注重在各个环节的质量控制,避免失误,提高工作水平。

筛查前的咨询和信息采集:必须按照知情选择、孕妇自愿的原则,医务人员事先需告知孕妇或其家属产前筛查的性质和目的以及与诊断性检查相比筛查的局限性。通过充分的产前咨询,取得孕妇的知情同意后,门诊医师应详细询问并准确填写孕妇及家属信息。

取血、超声检查及实验室检测:静脉取血 2~3 ml 应符合相关的操作规范,同时做好血样与申请单信息的核对工作。标本的转运及保存应注意在低温下进行。超声的筛查也应符合相关的技术规范。实验室检测应在有相应资质的临床实验室进行,实验室人员需经过培训,具备从事产前筛查的资质。

针对筛查结果的咨询及妊娠结局随访:对于筛查结果,产科医生应熟悉实验室报告,能对筛查结果进行正确的解释。实验结果的判断要结合临床,特别注意病理状态对实验结果的影响。在充分知情同意的基础上,对唐氏儿高风险孕妇建议行细胞遗传学检查。对筛查出的高危孕妇未作出明确诊断前,不得随意建议孕妇做终止妊娠的处理。对所有筛查病例,进行妊娠结局的随访也是筛查工作的重要环节。只有通过对绝大多数病例的结局随访,才能得出本单位筛查的检出率、假阳性率以及阳性预测值等重要参数,从而对筛查的水平有准确的评估,找出不足,不断提高筛查工作的质量。

(三)产前筛查的质量控制

1. 临床因素

产前筛查的报告不是简单的一个生化指标检测结果,而是一个风险评估,孕妇年龄、种族、体重、月经周期、末次月经时间、B超确定的胎龄、是否双胎、是否体外受精(*in vitro* fertilization,IVF)受孕、是否吸烟、是否患糖尿病、用药史等信息均是风险计算的参数,务必准确。临床信息直接影响筛查质量。

(1)孕周:孕周的确定在产前筛查中至关重要,在实际操作时应注意各种孕周确定方法的特点。

(2)体重:孕妇体重的增加,会使得血清标记物含量稀释,进而会严重影响风险评估结果。孕妇体重增加较快,应该尽量在筛查采血当时称体重,以减小误差。

不同种族的 AFP、β-HCG 值的差异较大,黑人比高加索人高 10%～15%,中国汉族人群 AFP、β-HCG 值也高于高加索人。在多民族地区应重视种族对筛查结果的影响。临床信息采集时还应注意妊娠中的异常情况,如有阴道出血史,则可导致 AFP 水平升高,而 1 型糖尿病会使 AFP、uE3、β-HCG 均下降 10%左右。吸烟使 AFP 升高 3%,uE3、β-HCG 下降 5%左右。妊娠期间服用或注射孕激素均可影响筛查的结果。

2. 标本与筛查质量

标本采集宜用真空采血器,及时分离,避免污染。尤其是 uE3,在全血中不稳定,易迅速分解,应尽快分离血清;标本被细菌污染后,其中的 AFP、HCG 作为蛋白易分解。采用含分离胶的真空采血器时,要注意分离胶对检测物的影响。在实践中发现,有的分离胶可使 β-HCG 测定值下降,因此,在选择使用含分离胶的真空采血器前宜做预实验,确定无影响时再选择。

目前尚无证据证明昼夜不同时间采血会影响血清学筛查结果,也不强调空腹采血。但当血清中脂类含量高时,可能会影响血清标志物的测定结果,应重新采血检测;采集的静脉血不应有溶血现象。AFP、β-HCG 与 uE3,在 4~8℃ 条件下保存,1 周内稳定,运输应有冷链,β-HCG 在高温中不稳定,须在 4~8℃ 下 48 小时内送到。长期保存血清应在 -70℃,避免反复冻融。

3. 实验室的质量控制

激素、蛋白质类标志物的实验室测定结果总会存在误差,而对产前筛查项目而言,风险会被测定结果的误差而放大。因此,唐氏综合征产前筛查生化指标在检测的精度方面有更高、更明确的要求,批内变异系数(CV)须<3%,批间 CV 须<5%等。为确保实验室检测质量的可靠性与结果的可信度,须完整记录检测与质控过程。

4. 产前筛查风险计算参数的本地化

产前筛查起步时,我国曾借鉴国外的软件及其内嵌的数据库作风险分析。鉴于不同人种间标志物水平有差异,直接引用国外数据和软件会造成筛查结果的偏移。在国家"十五"、"十一五"支撑项目支持下,我国已建立了基于汉族人群的孕中期产前筛查单胎妊娠孕妇血清标志物的参考数据。在我国虽然以汉族为主,但也有少数民族人口较多的地区,或多民族聚居的省份等,检测的生化标志物可能有不同的中位数值。筛查参数还受到实验室操作人员、试剂批号、方法学、体重等多种因素影响。要确立实验室本地化的数据库,筛查的样本量很重要。因此,产前筛查实验室工作宜采用集中模式,不建议标本量太少的实验室开展产前筛查工作。当然,中位数的确定和修正,不仅需要足够样本量的支持,也需要专业的统计学处理予以支持,用科学的方法对中位数进行修正。

5. 筛查高风险孕妇的召回与随访

筛查结果为高风险者应召回,建议其做胎儿细胞染色体核型分析。然而受细胞遗传学实验室医疗资源不足的影响,约有半数高风险病例仍不能获得细胞遗传学的产前诊断,这些病例是必须随访的。另一方面,对筛查阴性的病例进行随访也很重要。随访是发现漏诊病例最主要的途径。目前的随访质量尚不够理想,即使是电话随访也没有真正达到 90% 以上。应加强基层妇幼保健卫生技术人员的培训,尤其是随访能力的培训,不仅要提高随访率,也应提高随访质量。

筛查实施的结果应是减少异常儿的出生,且评估费效比。产前筛查的量以开展产前细胞遗传学诊断的能力确定,当所有筛查高风险病例均能得到诊断时,产前筛查才变得更有意义,才有可靠的质量可言。不应开展没有诊断保障的筛查。因此,应重点评估筛查高风险病例的诊断率,且应与单纯年龄、异常妊娠史等因素作胎儿细胞遗传学诊断的病例分别统计。

6. 问题和展望

2002 年我国正式制定了产前诊断技术管理办法后,各地陆续批准成立了产前诊断机构。开展了以唐氏综合征为主要目标疾病的血清学筛查继以孕中期羊水细胞染色体核型分析为主的产前诊断,基本建立了较为规范的产前筛查体系。然而我国人口基数大,出生人口绝对数量多,筛查的效果尚不尽人意。首先。现行的孕中期二联或三联生化标志物筛查,通常有 5%～8% 的假阳性率。筛查出的高风险者行羊水细胞分析,通常只有 1% 左右能诊断为染色体异常(21 -三体等)。更有 1/3 左右的病例,由于筛查存在的假阴性而漏诊;其次,不少筛查高风险病例受医疗资源等诸多因素的制约,失去接受羊水胎儿细胞染色体分析机会。这些正是目前的筛查遭到争议之处。好在近年现代科技发展迅速,全自动的染色体分析系统的问世,分子生物学技术的发展试用于临床产前诊断。这些对于提升产前诊断机构的能力,从而逐渐形成适合我国现状的产前筛查与诊断模式具有重要意义。

理论上我们应该尽可能选择对孕妇最有利、假阴性率与假阳性率均较低的产前筛查方案。虽然,随着研究深入,不断有新的、无创性的筛查指标被确定,而将这些筛查指标联合使用又可形成不同的筛查模式。尽管一些模式的检出率已达到 90% 以上,但实际操作中的可行性往往制约着产前筛查方案的选择。首先,检测标志物的增加,筛查的费用也显著增加,孕妇家庭的接受程度就可能下降。如何在经济和技术条件受限的地方开展产前筛查;其次,β - HCG + PAPP - A + NT 的孕早期筛查,应是尽早发现异常胎儿,尽早进行诊断,尽早选择解决方案,是对孕妇及家庭有利的筛查方案。但该方案中的 NT 测定是取得较高准确率的瓶颈。相对于需求而言,我国所进行 NT 测定的超声医师严重少于临床需求,受限于医疗资源,其临床可行性有待探讨;第三,孕早期筛查高风险病例的诊断也是问题。绒毛穿刺细胞遗传学诊断尚不能在所有产前诊断实验室广泛开展。孕妇若要等到孕中期再行羊水细胞遗传学检查则失去了早期筛查的意义。鉴于我国产前诊断实验室的现状及不少异常胎儿在孕早期即被自然流产的事实。孕中期产前筛查(AFP、HCG 二联或 AFP、HCG、uE3 三联)仍是我国目前产前筛查的主要模式。重要的是应进一步提高现行孕中期产前筛查的质量,使产前筛查风险计算数据库本地化,以及建立由第三方提供专业的统计服务和支撑。在追求高检出率和低漏检率的过程中。必须考虑产前筛查作为群体性预防措施的社会成本效益。

三、介入性产前取样技术

如何对宫内的胎儿进行诊断,最直接的方法是获得胎儿的组织或者细胞以进行检测。随着医学及制造工艺的进步,逐渐衍生出了多种介入性产前取样技术,从而能获得羊水、绒毛、脐血、胎儿皮肤或肌肉等组织。

(一)羊膜腔穿刺术

早在 19 世纪 80 年代,羊膜腔穿刺术(amniocentesis)开始用于羊水减量。1930 年,有报道通过羊膜腔内注射造影剂可定位胎盘。Aburel 在 1937 年报道在羊膜腔内注射高渗性生理盐水可以终止妊娠。在 20 世纪 50 年代,有学者研究利用羊膜腔穿刺技术测定 Rh 母儿血型不合孕妇的羊水胆红素浓度。

羊膜腔穿刺行胎儿染色体核型分析同样始于 20 世纪 50 年代,最初是用于临床进行胎儿性别鉴定(1956 年)。在 1966 年,Steele 和 Breg 培养羊水细胞获得了胎儿染色体,用于诊断唐氏综合征。1968 年,Nadler 报道了产前诊断首例代谢性疾病——半乳糖血症。我国是 1977 年开始这项工作的。在 20 世纪 80 年代初,国际和平妇幼保健院、新华医院等在上海开始开展羊水细胞培养进行产前诊断。

1. 适应证的演变

羊膜腔穿刺的适应证包括:①胎儿染色体非整倍体风险升高:高龄孕妇、曾生育过染色体异常患儿的孕妇、夫妇之一为染色体平衡异位携带者或倒位者、曾有不明原因自然流产史或畸胎史或死产或新生儿死亡的孕妇、唐氏综合征筛查高风险孕妇、超声发现胎儿结构异常的孕妇;②胎儿患有已知遗传或生化疾病的风险增高:孕妇为某种 X-连锁遗传病基因携带者、夫妇之一明确为某种单基因病患者或曾生育某一单基因病患儿的孕妇;③评估胎儿成熟度。随着超声技术的发展,超声已能够更好地判断孕龄,但只有当出现母体或胎儿指征需要进行早产干预时才会进行干预,因此采用羊膜腔穿刺来检测胎儿成熟度现已较少使用;④其他:如评估因母胎 Rh 血型不合导致的严重胎儿贫血,不过随着大脑中动脉多普勒超声(middle cerebral artery, peak systolic velocity, MCA PSV)等无创性检测的应用开展,这项应用也已被取代。

2. 穿刺时间的选择

在孕 15 周时,羊水的容量已达 200 ml,一般可抽吸羊水 20 ml 左右。文献报道,孕 15 周后行孕中期羊膜腔穿刺术,在流产率、穿刺失败率、培养失败率、足内翻发生率、羊水渗漏发生率均明显低于孕早期(11~13 周)。此外,在孕早期羊膜腔穿刺与绒毛活检的比较试验中发现,后者的孕 28 周内流产及畸形足发生率也低于前者,因此,孕早期羊膜腔穿刺术现已很少开展。

3. 穿刺技术的演变

(1) 穿刺针的进步:由于羊膜腔穿刺针的粗细、锋利程度的不同对子宫的刺激是不同的。早期羊膜腔穿刺针的制造工艺较落后,20 世纪 80 年代之前报道的穿刺术后流产、感染、羊水渗漏等发生概率较高,甚至达到 1.7%。现在,针尖更为锐利、针体更为光滑,穿过子宫造成的损伤更小,目前公认该操作的流产率介于 0.06%~1% 之间,可能接近 1‰。

(2) 穿刺技术的进步:在 20 世纪 60 年代,羊膜腔穿刺为"盲穿",到 80 年代早期,超声被应用于羊膜腔穿刺,以避开胎盘而进入一个羊水区域,操作时首先通过超声在孕妇的腹部做一个标记,然后操作者将针盲穿入子宫内。发展到当代,穿刺通常是在实时超声监护下进行的。在穿刺前,超声先确定胎儿数目、孕周、是否存活,在常规腹壁消毒后,在超声持续监护下,操作者将穿刺针穿入羊膜腔内,术后及时记录胎儿心率及活动状况。穿刺时,可以徒手操作或者使用引导支架,但因为穿刺时可能因宫缩或胎动导致穿刺目标的位置突然改变,徒手更容易调整穿刺针从而更为常用。

(二) 绒毛活检术

传统的羊膜腔穿刺术需要等到孕 15 周后才能进行,而随着孕周的增长,患者进行引产和清宫的风险也随之增大。因此,1969 年,Hahnemann 和 Mahr 采集了孕 10 周的绒毛组织来进行核型分析,是为绒毛活检术(chsrioniz villi sampling,CVS)的首次应用,但直到 1974 年,他们都没能提供 CVS 安全性和准确性的充足依据,因此 CVS 一直没能在临床常规开展。1975 年,我国鞍山钢铁公司田屯医院在国内首次开展经阴道 CVS,但当时是在没有超声实时监护下进行的。1983 年,有 3 个不同的中心报道了他们的观察研究成果,CVS 所获得的叶状绒毛膜是进行胎儿酶学研究、DNA 分析和核型分析的可信材料,而且经阴道 CVS 成功率高且相对安全。此后,CVS 渐渐被人们所接受,真正成为孕中期遗传病诊断的可行的替代方法。

1. 穿刺时间的选择

在早期阶段,人们对该哪个孕周进行 CVS 是最为安全且能获得足够多的组织并没有一个统一的认识。因此在那个时期,人们进行 CVS 可以从孕 7 周直至孕 13 周,由此带来了许多关于流产、绒毛膜板下血肿、胎儿肢体畸形等报道。但最新的研究数据显示,在孕 10~13 周进行 CVS 不会增加肢体残缺的概率,且由于穿刺技术的提高及该孕周胎盘体积足够大,需要多次穿刺的概率较低,因此穿刺安全性和成功率较高。

2. 穿刺方式的选择

CVS可经由阴道或经腹部进行。具体选择需要根据胎盘的位置来决定,因此对穿刺者的超声能力和穿刺技术要求较高。20世纪90年代,有许多关于经阴道及经腹CVS的随机对照研究,发现经阴道CVS后出血更常见,而经腹部组子宫收缩发病率更高,但是两组之间总的胎儿丢失率并没有统计学差异。

3. 穿刺针的进步

在CVS初期,经腹CVS均为单套针操作,在超声连续监护下,将19号或20号穿刺针沿胎盘纵轴穿入,拔出套管针芯后,通过负压将绒毛组织抽吸到含有培养液的10~20 ml针筒中。但因单套针法需将针上下移动抽吸才能够切割到尽可能多的绒毛组织,对孕妇疼痛的刺激和子宫的刺激很大。后来,人们改进了穿刺针的使用,双套管针穿刺模式,即在局部麻醉后,将18号穿刺针刺入胎盘,拔出内芯后,置入一根21~22号无内芯的套管针,通过负压抽吸。因外套针是固定的,内套针仅在胎盘内上下抽吸,因此对孕妇及胎儿的影响可以降到最低,减少流产及绒毛膜板下出血的概率。而同时,经阴道CVS操作可使用硬质的活检钳(可重复使用)或一次性塑料套管(内置可弯曲的导丝),虽然目前没有相关数据比较哪一种取材器械更为理想,但后者应用日益增多。

4. 多胎妊娠的选择

CVS对于多胎妊娠来说是羊膜腔穿刺的一个安全可行的替代方法,因为CVS可以较早地得到结果,如其中一胎结果异常,可以在较早孕周实施选择性减胎术(此时减胎风险且对孕妇心理影响略低)。实践操作中,有时因两个胎盘相邻融合,因此早期的多胎CVS研究提示有高达4%的病例会出现一个胎盘与另一个胎盘的污染。但人们此后渐渐加以改进,如避免在双胎羊膜分隔处进行穿刺,而是在脐带插入部位进行取样,必要时同时运用经阴道和经腹CVS两种方法对同一孕妇进行取样,都可有效避免两个胎盘之间的互相污染。

(三)经腹脐静脉穿刺术(transabdominal umbilical vein puncture)

1972年,Valentil首先使用改良的[18]F儿科膀胱镜在中期妊娠患者行子宫切开术时插入羊膜腔,成功地获得胎儿脐血标本。此后Hobbins等报道了经宫颈途径内镜监视下胎盘绒毛膜板表面血管穿刺取血进行胎儿血红蛋白病的产前诊断。1979年,Rodeck和Campbel应用胎儿镜进行脐血管穿刺,为胎儿宫内取血带来了突破性进展,但由于发生并发症的概率较高使其应用受到一定限制。高分辨超声技术的发展使宫内脐血管影像显示十分清楚。1983年，Daffos等首先报道超声引导下经皮脐血管穿刺取血技术，随后这一方法便开始广泛应用于胎儿疾病的产前诊断。

1. 脐静脉穿刺指征

（1）需要得到快速的核型报告：但因目前CVS和羊膜腔穿刺可行荧光原位杂交（fluorescence *in situ* hybridization，FISH）或聚合酶链反应（polymerase chain reaction，PCR）快速诊断，因此目前脐静脉穿刺仅用于孕晚期需要快速诊断决定是否终止妊娠的病例或者羊水或CVS结果出现嵌合体需要复核时。

（2）测定红细胞同种异型自身免疫疾病时胎儿的血红蛋白：因现在可以通过无创性的大脑中动脉峰值血流（MCA PSV）等动态评估胎儿宫内贫血情况，因此目前脐静脉穿刺仅用于MCA PSV提示胎儿中重度贫血可能，需要行宫内输血等治疗的病例，在输血前测定胎儿血红蛋白数值以计算输血量等。

（3）感染性疾病测定：因绝大部分的先天性风疹病毒感染都会在孕22周后产生特异性的IgM抗体，因此可以通过评估该抗体反应了解是否有宫内感染。不过，只有15%的弓形体感染的胎儿在孕24～29周之间产生特异性IgM抗体，故尽管IgM抗体阳性为诊断胎儿感染的可靠指标，但抗体阴性也不能排除诊断。另外，可通过脐静脉穿刺获得胎儿血或羊膜腔穿刺获得羊水，直接分离出病原体或应用PCR技术检测巨细胞病毒及弓形体（只需要几个小时即可作出诊断）。

（4）评估胎儿宫内状况：除检测胎儿血红蛋白外，脐静脉穿刺获得的脐血还能针对可疑胎儿宫内窘迫者进行血气分析（需结合脐动脉多普勒结果及胎心率综合分析）。

（5）血液系统疾病评估及诊断：胎儿血型测定，胎儿凝血因子测定等。

（6）胎儿宫内治疗：对于胎儿心律失常，可以通过脐静脉穿刺注入药物进行治疗。此外，还可用于孕妇用药对胎儿药效学研究等。

2. 脐静脉穿刺并发症

包括穿刺部位出血、脐带血肿、短暂性胎心减慢、感染以及流产或胎死宫内。大多数并发症均为短暂性及非致命性，与之相关的胎儿丢失率为1%～2%。

（四）胎儿镜

胎儿镜是一种通过包有纤维的自动调焦镜传送影像的内镜。胎儿镜检查是用胎儿镜经母体腹壁穿刺，经子宫壁进入羊膜腔内，直接观察胎儿在子宫内的形态和活动，还可以发现羊水检查法所不能发现的遗传性疾病，是目前做胎儿宫内诊断的一种先进的诊断工具。胎儿镜技术的应用,能对一些超声等检查技术无法发现的胎儿畸形进行诊断,能对一些以前无法治疗的疾病进行有效治疗。随着辅助生殖技术以及促排卵技术的广泛应用,双胎孕妇逐渐增多,而双胎输血综合征发生率逐渐增高,在以前是无法进行治疗的,两个胎儿预后往往都不理想。而随着胎儿镜技术的应用,能有效凝断血管交通支,明显改善胎儿预后。

胎儿镜检查的适应证:由于胎儿镜有一定的危险,由操作引起的胎儿死亡率达 4%,因此,必须有明确的适应证才能进行。一般只有在其他产前诊断方法不能解决问题时才使用胎儿镜。常见适应证如下:①通过直接观察诊断胎儿有无外形异常。例如肢指畸形综合征、开放性神经管畸形等。②通过胎儿活组织检查进行诊断的先天性疾病:a 胎儿皮肤活检,主要用于诊断严重的遗传学皮肤疾病,如大泡性皮肤松解症等;b 对有胎儿肝脏疾病或与胎儿肝酶代谢有关的疾病者,行胎儿肝脏组织活检;c 胎儿肌肉组织活检,如胎儿假性肥大性肌营养不良症等。③取胎儿血液进行诊断的疾病,如珠蛋白生成障碍性贫血、胎儿宫内病毒感染等。④进行胎儿宫内治疗。

(五) 问题与展望

介入性产前诊断(invasive prenatal diagnosis)是产前诊断工作实施中的重要环节,随着染色体非整倍体的血清学筛查、超声以及遗传学实验室技术的不断发展,许多胎儿先天性疾病需要通过介入性产前诊断获得确诊,从而避免患儿的出生,并为患者提供更加可靠的咨询及复发风险的评估。但介入性产前诊断为有创检查,有一定的胎儿丢失风险,需要掌握适应证,合理应用于临床。目前孕中期羊膜腔穿刺仍是我国产前诊断技术的主流。

进行产前诊断的医疗机构应具备一支专业的团队,掌握熟练的操作技术,具有相应的超声波和实验室条件,并能处理相应的产科并发症。在穿刺前应对孕妇进行咨询,签署知情同意书,就穿刺目的、风险和其他可供选择的方法进行详细解释,告知患者遗传学诊断的准确性和局限性。获得结果后,应能对结果进行解释。咨询时需告知的信息,包括穿刺过程本身和实验室分析。具体包括:穿刺相关的风险、特定的实验室检测项目的准确率、穿刺后可能得到的结果、操作的时间、地点和人物,实验室对标本进行分析(以及储存),培养失败率,结果的准确性和得到不确定结论的可能,报告时间以及对结果进行交流的方式等。

随着全社会对预防出生缺陷、降低出生缺陷率的认识不断提高,介入性产前诊断在优生优育领域的作用将更加突出和重要。未来介入性产前诊断将进一步朝着早期诊断、准确诊断的方向发展,并在此基础上,实现胚胎或胎儿的宫内治疗,尤其是早期的宫内治疗。

四、非侵入性产前取样技术

(一) 宫颈脱落胎儿滋养细胞

1971 年,Settles 用棉拭子蘸取颈管中段的宫颈黏液,利用米帕林荧光染色 Y 染色体,首次在孕早期的宫颈黏液中找到了蜕化脱落的胎儿绒毛细胞,成功进行了性别的诊断。到 1977 年,Rhine 等发展了一种从宫颈管收集脱落滋养细胞的新方法——冲洗法。由于受当时技术水平的限制,蜕化脱落的胎儿绒毛细胞很难培养,因此在这之后 20 多年的时间里,这种实验方法并未获得很大的进展。

直到 20 世纪 90 年代,随着分子生物学和细胞遗传学新技术的发展,尤其是聚合酶链反应和荧光原位杂交技术的发明应用,使这种孕早期的产前诊断方法再次为研究者所重视。国内外许多研究者通过不同的取材方法,如现代分子生物学技术、遗传学技术及免疫细胞化学技术等,相继在宫颈脱落细胞中找到了胎儿滋养细胞,进行了鉴别分离,同时检测到了胎儿的基因,成功进行了胎儿的性别诊断、异常染色体及单基因病的产前诊断。

1. 原理

绒毛是胎儿的附属器官,其分化来源于胎儿组织。绒毛滋养细胞起源于胚泡的外胚层,具有与胎儿相同的遗传物质,通过对绒毛遗传物质的分析可以推测胎儿的遗传物质,因此可以利用经宫颈脱落滋养细胞来进行产前诊断。

2. 取集方法

有拭子法、抽吸宫颈黏液、细胞刷法、宫颈管或宫腔冲洗等,成功率不等(40%～90%),主要取决于孕周、收集方法、不同术者及检测方法的敏感度。

3. 标本成分

除胎儿来源的细胞外,孕妇宫颈管内可能存在多种母体衍生细胞——鳞状细胞、宫颈内细胞(柱状细胞)、中性粒细胞、淋巴细胞、红细胞等。利用一种或几种直接与绒毛或绒毛外滋养细胞特异性结合的单克隆抗体,可以将样本中的胎儿滋养细胞筛选出来,进行后续试验分析。

4. 分析方法

样本收集后,经过洗涤、悬浮、离心、固定等初步处理后,再进行滋养细胞的分离、鉴别等实验室分析,最后根据终止妊娠后的胎盘组织的细胞遗传学分析或 CVS 的结果来检验其效率,也可对经宫颈取样进行细胞培养,以明确细胞来源和滋养细胞数量。具体应用的分析方法有阿的平荧光染色、免疫细胞化学、

FISH 及以 PCR 为基础的实验技术如定量荧光 PCR(QF - PCR)等,随着显微操作技术及激光显微解剖技术的结合使用,滋养细胞的检出率逐渐提高。

5. 问题与展望

目前,通过各种分子生物学、遗传学及免疫细胞化学技术均已证实了在宫颈脱落细胞中的确存在胎儿细胞,但经宫颈的脱落胎儿滋养细胞应用于产前诊断还处于临床试验阶段。虽然国外现在已有很多对不同的取材方法、样本的处理过程及检测方法的研究报道,但我国起步较晚,因此尚需要做进一步的研究和探讨。尽管如此,该法作为一种孕早期产前诊断新途径,未发现对胎儿有任何风险,且不受孕妇年龄、疾病的限制,对孕妇影响小,因此仍是一种极有希望的产前诊断方法。在目前利用宫颈管内脱落滋养细胞进行孕早期产前诊断的研究已取得一定成果的基础上,许多学者仍在继续努力,并希望通过以下几方面,积极发掘该方法作为一种无创性孕早期产前诊断新技术的潜能:①规范操作程序,改进或联合使用目前的取样方法,提高样本检测胎儿滋养细胞的能力;②寻找胎儿滋养细胞的高敏感度及高特异性的单克隆抗体,发展简单、经济的细胞富集分选技术;③应用于大规模的继续妊娠妇女,进行各种染色体异常或遗传基因缺陷的早期产前诊断,帮助医生和孕妇尽早做出明智的选择。

(二)孕妇外周血胎儿细胞

1893 年,德国病理学家 Schmorl 在死于子痫孕妇的肺毛细血管中发现滋养叶细胞,首次认识到病理条件下胎儿与母体细胞间的交通。1969 年,Walkmowska 等在健康妇女血中检出男性淋巴细胞,首次表明在正常妊娠时胎儿细胞进入母体循环,提出这类细胞可用于对染色体分析。随着胎儿细胞分离技术的日趋成熟以及聚合酶链反应技术的发展,近年来大量的研究证实了母血中确实存在胎儿细胞。

1. 孕妇外周血中的胎儿细胞类型

滋养层细胞:滋养层细胞是最早被发现存在于母体外周血循环中的胎儿细胞,且最早出现在母体中,存在时间长(从孕 4~5 周至分娩后),量多且形态特别,因而易于分离,但是具有多核特征及嵌合核型会干扰遗传学结果分析。

胎儿淋巴细胞:在孕 14 周左右出现于母血中,量极少,且产后会持续存在于母体中 1~5 年。由于淋巴细胞滞留时间过长可妨碍下次妊娠的产前诊断,且胎儿淋巴细胞与母血淋巴细胞无特异性的区别标记,不能用通常的方法分离,不宜于用作产前诊断,这方面的报道亦极少。

胎儿粒细胞:尽管胎儿粒细胞在孕 7 周即可出现于孕妇血中,然而用粒细胞作产前诊断的报道鲜见。

胎儿有核红细胞(NRBC)：胎儿 NRBC 的量相对较多,约占 11 周胎儿全部红细胞的 10%,随孕妇孕龄的增加而减少。虽然外周血中的 NRBC 并非全为胎儿来源的,据报道孕妇外周血中的 NRBC 中胎儿来源的占 30%～50%,且由于胎儿 NRBC 携带全部遗传信息,在母体中存活时间不长(约 90 天),表面有多种特异性标记(如 CD71,γ-球蛋白等);因而胎儿 NRBC 是目前公认的最适于作产前诊断的胎儿细胞。

2. 胎儿细胞的分离及富集

胎儿细胞的最佳富集时期：胎儿 NRBC 出现在孕妇外周血中的时间存在着个体差异,在不同孕周胎儿细胞数量会发生相应的改变。目前认为,孕 15 周是挑选胎儿 NRBC 进行非侵入性产前诊断的最佳时期,孕 24 周后母体外周血中的 NRBC 数量下降,分娩 3 个月后产妇外周血中的 NRBC 几乎完全消失。

胎儿细胞富集与纯化方法：由于母血中胎儿细胞数目稀少,因此需要一种敏感、高效的分离富集方法。目前分离富集胎儿细胞的方法有：①密度梯度离心法；②荧光激活细胞分选法(fluorescence-activated cell sorting,FACS),又称流式细胞术；③磁激活细胞分选法(megnetic activated sorting,MACS)和免疫磁珠(immunomagnetie beads)分离法；④显微操作分选法；⑤电荷流式分选法(charge flow sepretion,CFS)等。每种方法的分离效力、费用、难度和周期长短各有优缺点。

3. 胎儿细胞的分析技术

荧光原位杂交(fluorescence *in situ* hybridization,FISH)是分析母血中胎儿细胞的重要遗传学方法之一。近年来一种新的技术——寡核苷酸引物介导原位杂交技术(primed *in situ* DNA synthesis,PRINS)在继 FISH 之后逐渐发展起来,并应用到母血胎儿细胞的产前诊断中。

聚合酶链反应也是诊断单基因病和预测胎儿性别的一种重要遗传学分析方法。

4. 胎儿细胞在诊断中的应用

性别检测：这是目前研究的最为广泛和深入的,通过性别检测可以预防 X 连锁隐性遗传病患儿的出生。

非整倍体的诊断：包括 21-三体、18-三体、13-三体、16-三体和三倍体的诊断。

蛋白质基因突变的诊断：包括 β-珠蛋白生成障碍性贫血及镰状细胞贫血的诊断。

血型诊断：主要为母婴 Rh 血型诊断。

5. 问题与展望

利用孕妇外周血胎儿细胞进行产前诊断的研究已取得很大的进展，在临床上也有一定的应用价值。该技术改变了以往产前诊断的方式，适于低风险的孕妇群体，取材方便，风险小，不会对胎儿产生任何的影响。但其操作复杂，费用贵，探针的种类数目有限、不易获得，另外还有灵敏度和特异性不高等，在一定程度上也限制了其在临床上的广泛应用。因此，发展一种价格适中且能精确识别和分离胎儿细胞的技术装置已成为非损伤性产前诊断技术普遍应用的前提。今后仍需提高胎儿细胞识别的精确性，寻找胎儿细胞特异性标志抗原，发展更有效的分离胎儿细胞的方法，提高胎儿细胞分离纯度，确保诊断结果的可靠性。

（三）孕妇外周血胎儿游离 DNA

1997 年 Lo 等开始在母体血清和血浆中寻找胎儿 DNA，利用一孕男胎妇女作为研究对象，用快速煮沸法从孕母血浆及血清中提取 DNA，应用实时聚合酶链反应技术扩增出胎儿 Y 染色体特异序列（SRY），首次证明孕妇外周血中存在游离胎儿 DNA，并且认识到母体血浆中的 DNA 是胎儿和母体 DNA 的嵌合性混合物。近年，随着分子生物学等技术的发展，使得从孕妇外周血中检测胎儿游离 DNA 成为可能，并为无创性产前诊断和妊娠并发症的筛查开辟了新途径，具有应用范围广，易被广大患者接受的优点。

1. 孕妇外周血游离 DNA 的来源

目前认为，孕妇外周血胎儿游离 DNA 存在以下几种可能的机制：①母体循环中胎儿细胞类型为有核红细胞、淋巴细胞、粒细胞和胎盘滋养细胞，胎儿有核细胞通过胎盘屏障渗透到母体血液中，被母体的免疫系统识别为异物，并受到免疫攻击，致使细胞核膜溶解，DNA 释放入母血循环中。例如：子痫前期、21-三体孕妇血液中胎儿有核细胞与血浆中胎儿 DNA 呈平行关系；②一项研究使用荧光原位杂交技术对胎儿有核红细胞进行凋亡检测，42% 的细胞标记为阳性，提示可能是胎儿组织在发育过程中自然凋亡，释放出的 DNA 经母-胎界面进入母血循环中；③胎儿 DNA 直接从胎儿组织中释放，经母-胎界面进入母血中，药物终止妊娠的妇女胎儿 DNA 含量持续升高直至胚胎排出；④母血中胎儿 DNA 来源于胎盘滋养细胞，推测胎儿 DNA 可能是母体和胎儿界面的滋养细胞破坏后直接释放的结果；⑤血浆中胎儿 DNA 升高可能与其清除率下降有关，肝肾是清除胎儿 DNA 的主要器官，而一些妊娠并发症，例如子痫前期-子痫，孕妇的肝肾功能下降，而导致 DNA 异常增高。

2. 孕妇外周血游离 DNA 的清除

与胎儿细胞的清除不同,胎儿 DNA 在母体内被迅速清除,胎儿 DNA 的平均半衰期为 16.3 min,因此应用游离 DNA 进行检测,以往妊娠对本次妊娠检测结果的影响较小,检测的假阳性率也明显降低。核酸酶对胎儿 DNA 的清除仅起部分作用,肝脏和肾脏可能起更重要的作用。

3. 孕妇外周血游离 DNA 的检测

荧光定量聚合酶链反应是目前国内外临床实验室推荐使用的基因诊断方法。此方法将特异引物和探针杂交相结合,进一步提高了基因检测的特异性,利用荧光探测仪检测荧光的大小,通过计算机分析软件进行分析,则可检测到单拷贝的基因,灵敏度极高。荧光定量聚合酶链反应可在同一反应管中同时检测胎儿多个基因位点,如 SRY 和 RhD,而且能通过定量检测游离胎儿 DNA 和总 DNA,借此可识别不同的妊娠状态,如子痫前期和早产,将无创性产前基因诊断水平提高到新的高度。

4. 孕妇外周血游离 DNA 在产前诊断中的应用

(1) 非整倍体疾病的诊断:研究表明,母血中胎儿 DNA 对检测某些染色体异常性疾病有意义,与其他血清生化指标联系更具有诊断意义。然而,在某些染色体病的产前诊断方面,胎儿有核细胞的基因组分离和检测较胎儿游离 DNA 更有意义,如从母血中分离出胎儿细胞后,进行荧光原位杂交来明确诊断胎儿染色体异常;目前利用下一代测序技术(next generation sequencing)对孕妇外周血游离 DNA 进行非整倍体筛查在临床应用上已较广泛。

(2) 性连锁疾病:连锁隐性、显性及性染色体综合征的提前诊断对于指导优生有一定的意义。通过检测循环胎儿 DNA 可准确地测出胎儿的性别,从而为胎儿是否患有性连锁疾病提供有价值的诊断。

(3) Rh 血型不合:在 RhD 阴性孕妇外周血清、血浆中检测到胎儿 RhD 基因表明 RhD 阳性胎儿存在。由于其高度准确性,母血浆胎儿 DNA 的检测可望成为无创性产前诊断胎儿 RhD 血型的常规诊断手段。

(4) 父系遗传性疾病:通过以女性胎儿携有父源性的位于 X 染色体上的多态性微小卫星序列作为女胎 DNA 的特异性标记物,对妊娠中及晚期孕妇血浆中的游离胎儿 DNA 进行荧光标记 PCR,其检出率分别为 80% 和 71%。这些报道证实,母血中胎儿游离 DNA 分析可用于某些遗传病的产前诊断。

(5) 病理妊娠的产前诊断:孕妇血浆血清中胎儿 DNA 浓度的连续性检测显示,孕妇血中胎儿 DNA 的浓度随孕周的进展而升高,在孕 32 周之后,又一个突然的升高。提示在母儿的胎盘接触面上可能发生了某些变化。这种胎儿

DNA 浓度的生理性升高预示着分娩的临近。而且这种增高在早产时可能发生得更早。因此可应用此原理,对妊娠进行检测,可区分真性早产和经产科治疗可治愈的早产。胎儿 DNA 的含量测定可作为预测早产的指标。

5. 问题与展望

虽然对循环胎儿 DNA 的研究仅有数年时间,但是产前诊断方面的研究有着极其广泛而且深远的应用价值。采用孕妇血液作为检测材料,对胎儿没有创伤性,可在孕早期作出诊断。克服了传统产前诊断技术在取材以及检测时间等方面的缺陷和限制。母血中胎儿 DNA 对于产前诊断的潜在意义还未被充分认识,未来胎儿 DNA 提取技术的发展和检测方法的简化可以扩大此类检测方法的可行性。最重要的是,很多病理妊娠的发病机制不明确,现可通过研究母血中胎儿 DNA,在分子生物学水平上揭示疾病的发生、发展,以预测疾病的发展趋势及预后。

然而仍有许多问题有待于解决:①生物学上胎儿 DNA 的释放机制尚未明确,参与这种 DNA 释放过程中的优势细胞群尚未得到证实,这对了解循环胎儿 DNA 的生物学活性具有非常重要的意义;②母血循环中胎儿 DNA 是否有转录活性。最近发现,母胎血浆 DNA 的嵌合性也是一种双向现象,母血中可找到胎儿 DNA,在胎血中也可找到母体 DNA,这可为进一步研究母胎之间交互作用的研究打开新局面;③母血中提取胎儿 DNA 面临以下的问题:PCR 的假阴性、假阳性问题,胎儿性别的局限性,大部分染色体病不能有效诊断等。

参考文献

［1］边旭明.实用产前诊断学【M】.北京:人民军医出版社,2011.

［2］吕时铭.选择适合我国现状的唐氏综合征产前筛查和诊断模式【J】.诊断学理论与实践,2010,9(5):413－417.

［3］陆国辉,陈天健,黄尚志,等.产前诊断及其在国内应用的分析【J】.中国优生与遗传杂志,2003,11(1):15.

［4］Ghaffari SR. Tahmasebpour AR, Jamal A, et a1. First—trimester screening for chromosomal abnormalities by integrated application of nuchal translucency, nasal bone, tricuspid regurgitation and ductus venosus flow combined with maternal serum free β- HCG and PAPP A: a 5-year prospective study【J】. Ultrasound Obstet Gynecol. 2012,39 (5):528－534.

［5］Wald NJ. Bestwick JP. Huttly WJ. Effect of interrupting prenatal Down syndrome screening due to a large nuchal translucency【J】. Prenat Diagn. 2012,32(7):655—661.

［6］Merkatz IR, Nitowsky HM, Macri JN, et a1. An associati oil between low maternal serum alpha-fetoprotein and fetal chromosomal abnormalities【J】. Am J Obstet Gynecol,

1984,148(7)：886—894.

［7］伍红,张育森,吴晓霞.等.甲胎蛋白异质体在唐氏综合征筛查中的价值【J】.中国优生与遗传杂志,2012,20(2)：56—57.

［8］廖世秀,王应太.Down 综合征的产前诊断研究进展【J】.国外医学・计划生育分册,2003,22(2)：81 - 85.

［9］吕时铭,沈凤贤.产前筛查与诊断的质量控制与热点问题【J】.中华检验医学杂志,2013,36(1)：1 - 5.

［10］刘子建,梁德杨,陈敏,等.唐氏综合征的产前筛查模式和临床应用【J】.中华妇产科杂志,2010,45(6)：473 - 476.

［11］ Steele MW，Breg WR Jr. Chromosome analysis of human amniotic-fluid cells【J】. Lancet, 1966,1(7434)：383 - 385.

［12］ Inouye T，Nadler HL，Hsia YY. Galactose-I-phosphate uridyltransferase in red and white blood cells【J】. Clin Chim Acta，1968,19(2)：169 - 174.

［13］王雅荪,任德麟.孕中期羊膜腔穿刺术的母婴安全性探讨【R】.第五届全国优生科学大会.北京,2000.

第八章

产前遗传学诊断技术

产前遗传学诊断技术包括细胞遗传学诊断和分子遗传学诊断。细胞遗传学实验室诊断时通过组织培养进行传统染色体分析,是对染色体病及肿瘤进行诊断的主要方法。分子遗传学诊断技术是在 DNA 或 RNA 水平上对某一基因进行突变分析,从而对特定的疾病进行诊断。

一、染色体病的遗传学诊断技术

(一)染色体数目和大片段结构异常的检测——染色体核型分析

由于只能从具有分裂能力的细胞中得到染色体,而且不是所有的组织标本都含有足量的具有分裂能力的细胞,所以,细胞培养是细胞遗传学诊断的关键步骤。含有分裂能力细胞并且常用于实验室诊断的组织包括羊水、绒毛、外周血及其他实质性活检组织细胞(如皮肤),其中,外周血淋巴细胞需要通过分裂素的刺激才能获得分裂能力。骨髓细胞中有大量具有自我分裂能力的细胞,所以即使不经过培养也可以用作染色体分析。细胞遗传学实验室中各种类型细胞培养的步骤及其操作要求基本一致,其步骤主要包括培养前准备、细胞培养以及细胞收获。

染色体的核型分析主要依据各种显色技术后玻片上的深浅相间的带纹来判断染色体的正常与否。染色体显带技术发展至今,根据对染色体处理方法和染料的不同,已有 10 余种显带技术,包括 G 显带(吉姆萨溶液显色)、Q 显带(氮芥喹吖因等染色,带型与 G 显带相同)、R 显带(用荧光、加热或其他处理获得与 G 显带深浅相反的带)、T 显带(显示端粒)、C 显带(显示着丝粒)、N 显带(显示核仁组织区)以及最新的限制性内切酶显带。现在应用最广、最基本的是 G 显带技术,即制备中期、前中期染色体标本,用胰酶处理后以吉姆萨溶液染色,最后在光学显微镜下观察深浅相间的带。常规制备的染色体只能显示 300 多条带,高分辨染色体制备技术可显示近 1 000 条带。

染色体核型分析,是确诊染色体病的基本方法。不同的检查目的,可采取不同的显带技术。染色体核型分析显带技术能准确观察染色体数目,诊断染色体畸变,对于染色体病患者能提供有价值的临床诊断依据。传统染色体检验技术是建立在对有丝分裂中期染色体染色吸收后所形成的显带图案分析的基础上,可检测到大于 5 Mb 的染色体畸变。而对于小于 4 Mb 的微小染色体缺失或畸变,受累区域染色体显带图案不易辨认。而由于实验过程和培养时间较长,仅能分析中期染色体等,使传统细胞遗传学技术受到了很大的限制。

(二) 快速染色体数目检测——荧光原位杂交、定量聚合酶链反应和 MLPA

1. 荧光原位杂交技术

荧光原位杂交(fluorescence *in situ* hybridization,FISH)技术是细胞遗传学和分子技术的结合,它能确定特定 DNA 序列在染色体中的位置,杂交的基本原理是 DNA 双螺旋之间的碱基互补。FISH 技术有 3 个重要组成部分:探针、荧光和目标片段。同时有 3 个基本步骤:探针的制备、目标片段的准备和原位杂交。探针是 DNA、RNA 序列或一组在基因组中已知的序列,在一定的条件下特异性地与染色体上互补片段结合,未结合的探针将在随后的洗涤步骤中被冲走,结合的探针最后在荧光显微镜下分析。该技术是染色体高分辨显带技术的补充和发展,目前主要用于分析常规显带技术不能识别的微小标记染色体。其应用范围有:①鉴定标记染色体的来源,如环状、双随体双着丝粒额外小染色体、染色体附加片断等标记染色体;②复杂易位,如涉及 3 个或 3 个以上断裂点而形成的染色体复杂重排导致的染色体结构异常;③微小易位等。

与常规染色体显带分析法相比,FISH 有着无法比拟的优越性:①用于间期细胞染色体检查省去了细胞培养、染色体制备和核型分析等过程,只需根据杂交位点的数目即可作出明确诊断，实验所需时间大大减少。②利用特异性 FISH 探针可检测到常规细胞遗传学方法难以识别的染色体微小重排或缺失。③分析方法简便，直观性强，灵敏性和特异性均佳。当然，FISH 技术也有其局限性，一种探针往往只能检测出一种异常，而且探针昂贵，在一定程度上阻碍了推广应用。

2. 定量 PCR

自 1986 年聚合酶链反应发明应用以来，少量核酸的定量成为可能。它只需简单的操作就可使需要的靶 DNA 序列在短时间内得到大量扩增；同时可对多个样本进行检测，采用多重聚合酶链反应可一次性对多种染色体异常进行检测。以聚合酶链反应为基础，衍生出了许多灵敏便捷的基因诊断方法。如：①限制性片段长度多态性（restriction fragment length polymorphism，RFLP）；②聚合酶链反应单链构象多态性（PCR—single strand conformational polymorphism，PCR‐SS‐CP）技术；③荧光定量聚合酶链反应。根据所扩增的 DNA 序列不同，定量 PCR 可分为扩增染色体多态性短串联重复序列（short tandem repeat，STR）和扩增染色体特异的单一序列。在定量聚合酶链反应基础上发展起来的定量多重荧光 PCR 法可检测染色体微小缺失综合征。

3. 多重连接探针扩增技术

多重连接探针扩增技术（multiplex ligation-dependent probe amplification，MLPA）是一种高通量、针对待测核酸中靶序列进行定性和定量分析的新技术。该技术仅需 20 ng/μl DNA，即可通过简单的杂合、连接，PCR 扩增电泳步骤，在同一反应管中对 40 多个不同的靶基因进行检测和定量分析。该方法因具有可同时高效检测多个位点的能力而比 FISH 和 Southerh 印迹等具有明显优势，但也存在检测能力方面的局限性。

4. 基因组拷贝数异常的检测——拷贝数变异 CNV（copy number variation）芯片

拷贝数变异 CNV 芯片是指固着在固相支持物上的高密度 DNA 微阵列，就是把成千上万的靶基因或寡核苷酸样品密集有序地排列于固相支持物（如玻片、硅片、尼龙膜等）上，通过激光共聚焦显微镜获取信息，电脑软件分析处理资料，可快速、准确、高效地检测上千种或更多基因的表达水平、突变和多态性。它以一次性检查上万个基因活动的优势，在染色体病诊断领域中显示出了巨大的发展潜力。

将基因芯片用于检测分子突变，不仅可准确地确定突变位点和突变类型，同时可检测多个基因甚至整个基因组，它的检测速度是其他方法无法比拟的。基因芯片结合多重 PCR 技术可一次筛查多种遗传病,使遗传病基因得以定位,可大规模地检测和分析 DNA 的变异及多态性,既经济、快速又敏感、可靠。可用来特异性检测非整倍体,已知的微缺失或是微重复综合征和亚端粒或是其他非平衡性染色体重排。

二、单基因病的遗传学诊断技术

单基因病是指那些由于单个基因的突变而引起的遗传病。由于单基因病的发生基本上受一对等位基因的控制,其遗传方式符合孟德尔定律,故单基因病又称孟德尔遗传病。随着分子生物学和分子遗传学的发展,基因定位和检测技术日趋成熟,不断有新的致病基因被发现,出生缺陷中常见单基因病的产前诊断也因此获得了长足的进步,近年来这部分患者在产前诊断中的比例不断增加。先证者致病基因突变已经明确的家庭,再次怀孕时可取绒毛、羊水或脐血,提取基因组 DNA,对胎儿进行已知突变基因筛查,明确是否重复先证者的突变,进而推测胎儿是否患病。

基因诊断分为直接分析和间接分析。当与一种疾病相关的基因其正常结构以及突变性质已经清楚的时候,选择合适的分析方法直接检测基因的缺失或突变。对于基因序列还不清楚,基因突变机制还未搞清楚的遗传病,目前,多利用缺陷基因内或与其紧密连锁的限制性内切酶切位点多态性(RFLPs)作为遗传标记,对有缺陷的基因进行连锁分析,即 RFLPs 连锁分析,作出基因诊断。

常用的诊断方法有:FISH,Southern 印迹杂交,寡核苷酸(ASO)探针斑点杂交,等位基因特异聚合酶链反应,聚合酶链反应结合酶切分析,DNA 单链构象多态性(SSCP)分析,变性梯度凝胶电泳(DGGE)分析,RFLPs 连锁分析,AmpFLP 连锁分析,DNA 序列分析(NGS)等。

三、产前遗传学诊断技术发展和展望

分子细胞遗传学技术的发展给胎儿染色体异常检测提供了更多的方法。在产前分子诊断中,染色体微阵列分析(chromosome microarray analysis, CMA)较之常规染色体核型分析具有更多优势,包括对与异常核型有关的 CNV 有更精确定位的能力。同时,利用 CMA 检出病理性 CNV 的很大一部分标本在核型分析中表现为正常核型。随着产前诊断中高分辨率 CMA 的广泛应用,在明显提高致病性 CNV 检出率的同时,CNV 临床意义不明(variants of uncertain significance, VUS)也对产前诊断中 CMA 分析结果的解释、报告及遗传咨询等方面造成巨大的挑战。CMA 能提供前所未有的分辨率,但它同时也引起了有关解释和区分病理和良性拷贝数改变的争议。如同认识普通人群的倒位或是近端着丝粒断臂的变异一样，更深入了解人类基因组时，CNV 的困扰也将会消失。

随着测序技术的进步和测序成本的快速下降，全基因组测序已成为生物医学研究的重要技术手段和强有力武器。目前全基因组测序进入临床分子诊断包括产前分子诊断还为时尚早，但该技术为染色体拷贝数异常、单基因遗传病、微缺失/微重复综合征的全面产前分子诊断提供了可能。在将高通量基因组分析技术全面应用于产前诊断工作中之前，必须对其检测性能进行全面的评估并建立适合我国国情的最佳操作指南。在产前诊断的应用中，新技术可能会检测到一些额外的信息，如成人患的疾病，这是今后医学伦理学需要探讨的问题。毫无疑问，这些新的技术将大大有助于发现胎儿畸形和死亡的染色体病因，花费时间更少并且有更高的分辨率。然而，在这些新技术成熟发展成为某种形式的标准常规之前，它们还只能被认为是传统核型分析的辅助方法。

四、存在的问题和建议

随着科学的发展，有多项产前分子诊断技术逐渐成熟，开始从实验室走向临床，目前采用的一些分子细胞遗传方法可以将一些使用核型分析方法不能发现或确诊的染色体畸变检测出来，如标志染色体、微缺失综合征和其他一些染色体隐蔽性重排等，其特异性和敏感性较高。这些新技术的出现为出生缺陷预防体系注入了新的活力，但同时也提出了新的问题，如何定位这些新技术？这些新技术是否会给现有的产前筛查—诊断体系带来革命性的变化？还是能被有机地纳入已经过 10 余年检验的现有成熟的技术体系中？

目前的产前筛查—诊断体系还是存在多种问题有待解决。产前筛查存在技术流程烦琐、质量控制难度大、检出效果不满意、假阳性率偏高等问题；产前诊断实验技术资源严重不足，难以支撑所有的高风险诊断工作，严重削弱了产前筛查的作用。如何通过新技术的转化应用，提高产前筛查的普及率和检出率，以及提高产前诊断的通量是当前面临的主要问题。

根据 2012 年产前分子诊断新技术专家座谈会纪要，建议：①针对主要目标染色体疾病（21 - 三体、18 - 三体、13 - 三体和性染色体数目异常）的快速高通量产前诊断技术，如 MLPA、QF—PCR，能够缓解目前产前诊断技术资源紧张的问题，有临床应用前景；②FISH 技术出现较早，目前已有获得临床体外诊断试剂资格的产品，虽然在高通量检测方面不如 MLPA、QF—PCR，但因能快速获得检测结果，有助于缓解孕妇焦虑，也可适宜开展；③array CGH 或 SNP array 是基于芯片高通量检测全基因组的筛查方法，采用这些技术能将染色体病的诊断提高到亚显微水平。这些技术能够检测出目前产前诊断技术(染色体核型分析)所不能检测的微缺失或微重复病症,显著提高了产前染色体异常的检出率(尤其是对超声检查异常孕妇的产前诊断),拓宽了产前诊断病种,具有很好的应用前景。这些技术可以应用到植入前诊断中,即将染色体异常的产前诊断提前到孕前诊断,将出生缺陷的预防关口前移;④全基因组芯片检测技术在智力低下、生长发育迟缓、原因不明流产等方面也有应用价值;⑤染色体异常快速产前诊断技术丰富了目前的产前诊断手段,有助于缓解目前产前诊断医疗资源紧张的问题,呼吁应尽快出台相关的行业技术规范来指导具体应用。

2014 年,染色体微阵列分析技术在产前诊断中的应用专家共识建议:①产前超声检查发现胎儿结构异常是进行 CMA 检查的适应证,建议在胎儿染色体核型分析的基础上进行,如核型分析正常,则建议进行 CMA 检查。②对于胎死宫内或死产、需行遗传学分析者,建议对胎儿组织行 CMA 检测,以提高其病因的检出率。③对于胎儿核型分析结果不能确定染色体畸变情况时,建议采用 CMA 技术进行进一步分析以明确诊断。④CMA 应用于评估早、中孕期胎儿丢失原因的研究数据积累不足,暂不推荐使用。⑤CMA 技术(特指具有 SNP 探针的平台)对于异常细胞比例大于 30% 的嵌合体检测结果比较可靠,反之,对异常细胞比例小于 30% 的嵌合体结果不可靠。同时需要有资质的医生对患者行 CMA 检测前及检测后咨询。

(赵欣荣)

参考文献

[1] 陈彩艳,陈汉平.用孕妇血中胎儿细胞行无创性产前诊断的研究进展【J】.中国优生与遗传杂志,2006,14(6):5 - 6.

[2] 陶红,王雪梅,纪向虹.孕妇外周血胎儿游离 DNA 的检测及应用研究【J】.现代妇产科进展,2006,15(6):461 - 464.

[3] 李侃,丁克清.分子细胞遗传学技术在染色体病诊断中的研究进展【J】.国际检验医学杂志,2008,29(1):44 - 47.

[4] 刘晗,李东至.分子细胞遗传学技术应用于产前诊断的新进展.中国产前诊断杂志(电子版)【J】,2010,2(3):27 - 30.

[5] 宋昉.遗传病的诊断及进展【J】.中国医刊,2002,4(1):44 - 46.

[6] 蒋宇林,朱宇宁,吕时铭,等.2012 年产前分子诊断新技术专家座谈会纪要【J】.中华妇产科杂志,2012,47(11):804 - 807.

［7］郑昭璟,傅启华.产前分子诊断研究进展【J/OL】.中华临床实验室管理电子杂志,2014,
　　　2(3)：144‐147.

［8］边旭明,王禾.染色体微阵列分析技术在产前诊断中的应用专家共识【J】.中华妇产科杂
　　　志.2014,49(8)：570‐572.

第九章	# 影像学在围生保健中的作用

一、超声在围生期中的临床应用

超声技术应用于产科临床已有几十年的历史,从最早期的 A 型超声、B 型超声、M 型超声,到目前的多普勒超声、彩色血流成像技术、三维及四维超声立体成像技术等,产前超声检查已经成为产前筛查和诊断的主要手段之一。与其他检查方法相比,超声具有非介入性、无创性、可重复性及价格相对低廉等优势,为广大临床医务工作者和孕妇及家属所认可和接受,成为产前诊断的重要工具。

(一)胎儿超声的安全性问题

1. 产科超声检查是否安全

目前,尚无科学证明超声对于发育中的胎儿有任何不利的生物学效应。在过去的 40 年里,数千万妇女接受了产科超声检查。已有的流行病学研究,包括长达 22 年的随访追踪报道,超声的应用并未增加胎儿死亡、胎儿异常、胎儿宫内发育迟缓(IUGR)或儿童期恶性肿瘤的发生率。同样,也没有由于超声检查而引起儿童期不良行为或神经发育异常的报道。这些问题包括读、写、算术和诵读困难以及在学校的总体表现等。

美国超声医学会(AIUM)生物效应委员会所达成的共识：对于患者或操作者,在接触现有超声诊断仪器的常规条件下,尚无明确的生物学作用报道。尽管未来可能证实此类生物学作用,但现有资料指出,谨慎应用诊断超声,对于超声可能存在的危险性而言,利大于弊。

2. 临床胎儿超声诊断安全性的使用原则

(1) 尽可能使用最低的输出功率,尽可能少的超声扫查时间。产科使用键各模式应调至最低的能量状态,如需要增加时再调节。

(2) 首先使用 B 型超声,必要时再加用彩色多普勒。因为 B 型超声一般能量输出和强度最低;M 型超声、彩色血流和频谱多普勒输出能量相对较高,对于胎儿和眼部采用多普勒超声检查时尤应注意。

(3) 孕早期超声检查应适当控制时间,胎儿处于各个器官形成时期,有学者认为在早孕期应用多普勒超声产生的热量可干扰胚胎的发育,因此,需用彩色多普勒超声时更应尽量减少照射时间。

(4) 掌握超声检查适应证,不做没必要的超声,不应为娱乐性的目的做超声检查(如做胎儿肖像照片,非医学目的性别鉴定等)。

(二) 常规产科超声检查

1. 胎儿超声检查

1) 早孕超声(10 周以前)

(1) 判断是否妊娠,观察妊娠囊位置(排除宫颈妊娠、切口妊娠、宫角妊娠等)、大小、形态。

(2) 妊娠囊内有无胎芽及胎心。

(3) 判断妊娠囊及胚胎个数,确定是单胎妊娠还是多胎妊娠。

(4) 观察胚胎情况,判断有无胚胎停止发育。

(5) 异常妊娠的诊断：异位妊娠、各种类型流产、胎死宫内、葡萄胎等。

(6) 判断有无妇科并发症(如子宫畸形、肌瘤、附件囊肿)。

2) 10~14 周胎儿超声

(1) 进一步确定胎儿个数。

(2) 测量胎儿的头臀长,核对孕周。

(3) 测量胎心率。

(4) 颈项透明层的厚度。

(5) 排除胎儿颈后水囊瘤、胎儿全身水肿等。

(6) 判断有无妇科并发症(如肌瘤、附件囊肿)。

（7）双胎的绒毛膜性的判断。

3）孕 22～24 周胎儿系统性检查：胎儿生物学测量和胎儿部分畸形筛查

（1）基本观察内容：胎儿数目、胎儿方位、胎心搏动。

（2）常规测量：双顶径、头围、腹围、股骨、肱骨等，评估胎儿生长发育情况。

（3）胎儿头颈部：观察颅骨环的完整性、颅内结构（脑中线、丘脑、透明隔、第三脑室、侧脑室、小脑、颅后窝池）；排除颅骨缺损、脑膨出、脑膜脑膨出、无脑儿、脑室扩张脑积水、Dandy-Walker 综合征、全前脑、小头畸形、脉络膜囊肿、Galen 静脉血管瘤、颅内出血、蛛网膜囊肿等。

（4）颜面部：观察口唇部，排除严重唇裂、面裂等畸形；观察眼眶、眼球晶状体，排除眼距过短、独眼畸形、无眼球、先天性白内障、无鼻、喙鼻、象鼻等。

（5）胸部：心脏（位置、四腔心、左右室流出道、心率），肺脏等；排除严重心脏畸形、肺囊性腺瘤样病变、隔离肺、先天性肺发育不良、胸腔积液、先天性膈疝等。

（6）脊柱：脊椎的排列、脊柱背部皮肤的完整性；排除严重开放性脊柱裂。

（7）腹部：腹壁的完整性、胃泡、肾脏、膀胱、脐带（血管数目、与腹部连接）等；排除腹壁缺损内脏外翻、严重脐膨出、消化系统畸形[食管闭锁、十二指肠闭锁与狭窄（双泡征）、胎粪性腹膜炎、持续性右脐静脉、脐静脉曲张]、泌尿系统畸形（异位肾、重复肾、多囊性发育不良肾、婴儿型多囊肾、成人型多囊肾、融合肾、肾积水、输尿管积水、膀胱外翻等）、内脏反位等。

（8）四肢长骨：观察股骨、胫腓骨、肱骨、尺桡骨的形态、数目、长度，以及掌骨、足底平面等；排除致死性软骨发育不良、先天性桡骨发育不全或缺如、先天性马蹄内翻足、人体鱼序列征、手缺如、手内翻畸形等。

4）孕 32～40 周胎儿超声检查

（1）基本观察内容：胎儿数目、胎儿方位、胎心搏动。

（2）常规测量：双顶径、头围、腹围、股骨、肱骨等，评估胎儿生长发育长发育情况。

（3）根据临床需要可估计胎儿体重。

（4）作为孕 22～24 周胎儿常规超声筛查的补充，排除一些晚孕期才出现的胎儿异常等，如部分肾积水、肾发育异常、脑积水等。

（5）胎儿生物物理评分。

（6）胎儿血流动力学观察：包括脐动脉、大脑中动脉等血流

2. 胎儿附属结构

1）羊水

（1）羊水最大深度。

① 应用：孕 32 周以前采用此方法判断羊水量情况。

② 正常值：40～79 mm。

③ 羊水偏少：羊水最大深度(40 mm)。

④ 羊水偏多：≥80 mm。

(2) 羊水指数。

① 应用：孕 32 周及以后采用此方法判断羊水量情况。

② 正常值：80～200 mm。

③ 羊水偏少：<80 mm。

④ 羊水偏多：≥200 mm。

(3) 与羊水异常相关的胎儿异常，见表 9-1。

表 9-1　与羊水异常相关的胎儿异常

羊水异常	胎儿异常
羊水过多	羊水吸收减少(唇腭裂、食管狭窄或闭锁、十二指肠狭窄或闭锁、肠梗阻)、感染、尿排出物增多、无脑畸形、糖尿病、溶血性疾病、胎儿非免疫性水肿
羊水过少或无羊水	胎儿生长受限、Potters 系列征(肾发育不良、海绵肾、多囊肾等)、尿产生减少(FGR 血流重新分配)、遗传病、胎膜早破
同时羊水过多、过少	双胎输血综合征

2) 胎盘

(1) 明确胎盘着床部位及分级。

(2) 报告胎盘下缘与子宫内口的距离。

① 条件：需适度充盈膀胱后观察(有时经会阴超声检查可帮助判断胎盘与宫颈内口的关系)。

② ≥70 mm 为正常位置。

③ <70 mm 为低置胎盘。

④ 胎盘下缘达宫颈内口为边缘性前置胎盘。

⑤ 胎盘盖部分宫颈内口为部分性前置胎盘。

⑥ 胎盘盖宫颈内口为中央性前置胎盘。

3. 宫颈

1) 宫颈长度的测量

(1) 经腹部超声检查需适度充盈膀胱后观察，如晚孕期胎头过低、双胎中晚孕期等经腹部超声无法清晰显示宫颈，可采用经会阴超声或经阴道超声检查，而经阴道超声测量宫颈长度是临床评价的金标准(注意:经阴道超声观察宫颈形态清晰准确,探头不必进入阴道很深,在阴道外 1/3 处即可得到清晰图像)。

(2) 测量宫颈长度评价宫颈功能。

(3) 用于宫颈机能不全的诊断、高危人群的筛查、宫颈缝扎术后的随访、宫颈成熟度及引产条件的评估。

2) 子宫颈功能不全

子宫颈功能不全是指子宫颈内口关闭不全,以至反复发生流产和早产。宫颈发育不良、宫颈损伤、宫颈锥形切除术等是导致宫颈功能不全的主要原因。临床上有明确的反复中期妊娠自然流产病史,流产时往往无下腹痛而宫颈管消失,甚至羊膜囊突出。超声声像图特征:正常妊娠 14～30 周时宫颈长度是 25～50 mm,宫颈内口闭合,宫颈管呈线性闭合。宫颈功能不全则表现为宫颈缩短,宫颈内口扩张,形成漏斗样或鸟嘴状,羊膜囊下降。在妊娠 16～24 周,宫颈长度＜25 mm,宫颈内口扩张,宽度 1～2 cm 可提示宫颈功能不全的可能。

4. 子宫及附件

(1) 适度充盈膀胱。

(2) 了解有无子宫肌瘤和附件肿块,及其位置大小,尤其是子宫峡部肌瘤可能会影响自然分娩。

(三) 彩色多普勒超声在产科的应用

1. 多普勒血流频谱分析

1) S/D 比值(A/B 比值)

(1) 方法:S/D＝收缩期峰值流速/舒张末期流速。

(2) 临床意义:S/D 比值下降,说明血管远端血流阻力较低;S/D 比值升高,说明血管远端血流阻力增高。

2) RI 指数(血管阻力指数)

(1) 方法:RI＝(收缩期峰值流速－舒张末期流速)/收缩期峰值流速。

(2) 临床意义:RI 值低,血管远端阻力低;RI 值高,血管阻力升高。RI 值反映了血流阻力大小,还可以反映舒张末期血流是否存在,是否有反向血流,RI 值大于 1 时,说明舒张末期出现反向血流。

3) PI 值(血管搏动指数)

(1) 方法:(收缩期峰值流速－舒张末期流速)/平均流速。

(2) 临床意义:PI 值高,说明血管阻力高,平均流速、舒张末期流速低;PI 值低,说明血管阻力低。PI 反映收缩期峰值流速和舒张末期流速,还能反映整个周期平均流速。

2. 宫内缺氧时血流频谱的改变

1）脐动脉

目前国内绝大多数医院都以 S/D 值≥3 为界限，S/D 值≥3 时应密切随访或进一步检查以防出现胎儿缺氧的情况。缺氧时首先出现的是舒张末期血流降低，S/D 值、RI 值和 PI 值升高。缺氧进入再分配晚期，逐渐出现舒张期血流减少，舒张末期血流缺失乃至整个舒张期血流缺失。严重缺氧失代偿期出现脐动脉血流逆流，舒张期血流倒置。当然，值得注意的是，孕 30 周之前，正常胎儿的脐动脉 S/D 值可以偏高，30 周以后，S/D 值会逐渐下降；即使 30 周后，S/D 值偏高，也不要贸然说胎儿缺氧，而是要让孕妇转个身，有时胎儿压住了自己的脐带，造成 S/D 值和 RI 值增高，转身后，压迫解除，S/D 可能会恢复正常。

2）大脑中动脉

缺氧早期大脑血液供应增加，颅内血管扩张，阻力降低，大脑中动脉多普勒频谱舒张末期流速增加，PI 下降，缺氧早期血流再分配。大脑中动脉 RI 值、PI 值明显下降，而脐动脉 PI 值升高，当大脑中动脉的 S/D 值、PI 值、RI 值低于脐动脉的 S/D 值、PI 值 RI 值时，提示严重缺氧的存在。

3）静脉导管

静脉导管的多普勒检测主要用来判断心功能情况。当右心负荷增大，心功能失代偿时，静脉回流受阻，静脉导管多普勒频谱 α 波流速降低，严重时 α 波血流消失或倒置。同时，超声还可见到胎儿心脏增大、心包积液、腹腔积液、胎儿水肿等一系列心力衰竭表现。

3. 子痫前期子宫动脉血流的变化

很多报道都证实了子宫胎盘循环高阻力与子痫前期之间密切相关，子宫动脉高阻力可用来预测子痫前期。子宫动脉高阻力表现为舒张期流速降低，以及舒张早期存在短时间的流速下降，称为舒张早期切迹。观察阻力的指标有多种，包括 S/D、PI 及 RI。有研究发现早孕期子宫动脉 PI 预测子痫前期-子痫，对早发性子痫前期的敏感性为 77%，对迟发性子痫前期的敏感性为 27%；用孕中期子宫动脉预测子痫前期，对早发性子痫前期的敏感性为 94%，对迟发性子痫前期的敏感性为 74%，但假阳性人群高达 37%。但若结合多项指标，包括人种、体重、有无原发性高血压病史、早孕期子宫动脉 PI 及中孕中期子宫动脉 PI 的变化，在假阳性率 5% 的情况下预测早发性子痫前期的敏感性为 90.9%，预测迟发性子痫前期的敏感性为 31.0%。另有报道发现，早孕期子宫动脉 RI 均数为 0.70，以后发展为早发性子痫前期者 RI 为 0.79，以后发展为迟发性子痫前期者

RI 为 0.72,认为早孕期测量子宫动脉 RI 对预测早发性子痫前期有很明显的优势,而对预测迟发性子痫前期却不甚敏感。

(四)胎儿超声心动图

1. 检查的最佳时间

孕中期是进行胎儿超声心动图检查的最佳时期,一般从妊娠 16 周即可进行,20~24 周为最适宜检查孕周。

2. 检查的适应证

1)家族史或先心高危病史

(1)有先天性心脏病家族史的孕妇:夫妇之一有先天性心脏病,或曾经分娩过畸形儿。

(2)孕妇本人或家族内存在与心脏畸形有关的综合征或异常:一般认为,存在先心病家族史,其原因是常染色体显性遗传。

2)母体因素

(1)孕妇年龄大于 40 岁。

(2)孕妇曾有异常妊娠史,如胎死宫内、流产等。

(3)孕妇患有某些内科疾病:孕妇糖尿病、结缔组织病、苯丙酮尿症、自身免疫性疾病(抗 Ro,抗 La 抗体阳性)、感染性疾病(如孕早期的 TORCH 感染)等。

(4)妊娠期接触某些物质或药物:乙醇、锂、大伦丁、维生素 A、抗惊厥药、反应停、类固醇、苯丙胺、麻醉药及口服避孕药,另外大剂量辐射,宫内感染如风疹病毒、巨细胞病毒、柯萨奇病毒等均可能造成胎心畸形。

3)胎儿因素

(1)胎儿染色体异常:21 三体综合征、18 三体综合征、13 三体综合征、特纳综合征。

(2)常规超声发现某些易合并心脏畸形的心外畸形:心脏位置异常,中枢神经系统异常(如脑室扩张、小头畸形、胼胝体缺失、脑膨出等),膈疝,消化道闭锁,内脏反位,腹壁缺损(如脐膨出),肾发育不良,单脐动脉等;

(3)胎儿心律失常。

(4)非免疫性水肿。

(5)羊水过多或过少。

(6)11~13 周 6 天颈项透明层、软组织层增厚等。

(7)静脉导管血流异常或三尖瓣分流。

(8)胎儿对称性宫内发育迟缓。

（9）双胎妊娠：尤其是单绒毛膜双胎。

3. 胎儿超声心动图检查步骤方法和内容

1）确定胎儿心脏位置、心轴角度、心胸比例、心率

正常心脏位于左侧胸腔、心尖指向左前方，胃在左上腹部，腹主动脉位于脊柱左前方，下腔静脉位于脊柱右前方，下腔静脉位置在前。心尖左偏 $45°\pm20°$。心脏面积与胸腔横断面截面积比值（即心胸比例）为 $1:3\sim1:4$。正常胎儿心率在 $120\sim160$ 次/分，心律整齐，有时可观察到胎儿心率一过性缓慢，30 秒内恢复，属正常现象。

2）胎儿超声心动图基本切面

（1）腹围切面观：胃泡位于左上腹，腹主动脉位于脊柱左前方，下腔静脉位于脊柱右后方，下腔静脉位置略靠前。

（2）四腔切面观：四个腔室内径大小测量，观察左右房室瓣、肺静脉回流入左房（大多情况下可见两根肺静脉，即左上肺静脉和右上肺静脉）、房间隔、卵圆孔、卵圆孔瓣向左房飘动。

（3）左室流出道切面观：观察左心室、主动脉瓣、升主动脉、室间隔、右心房、右心室。

（4）右室流出道切面观：观察右心室、肺动脉。

（5）三血管（气管）切面观：三血管切面观自左前向右后分别是肺动脉、升主动脉、上腔静脉。探头向头侧偏移可获得三血管气管切面观，可见肺动脉主干动脉导管与主动脉呈"V"字形锐角，气管位于主动脉右侧，上腔静脉后方。

（6）肺动脉分支切面观：可见肺动脉主干分为左、右肺动脉。

（7）主动脉弓切面观：观察升主动脉、主动脉弓，弯曲度较大，形似"拐杖"状，自近端向远端依次发出头臂干、左颈总动脉及左锁骨下动脉 3 个分支，俗称"三根毛"。

（8）动脉导管弓切面观：弯曲度较大，形似"曲棍球杆"状，区别于主动脉弓的"拐杖"状。

（9）上下腔静脉切面观：同时形似上、下腔静脉回流入右心房。

4. 常见的先天性心脏病

（1）室间隔缺损：室间隔连续中断，彩色多普勒显示缺损部位见分流的血流信号，膜部或膜周部室缺表现为近心内膜垫处回声中断，肌部室缺较易诊断。

（2）法洛四联症：室间隔缺损、肺动脉狭窄、主动脉骑跨，右心室肥厚在胎儿期不明显。

（3）心内膜垫缺损：又称房室通道或房室间隔缺损，分为完全性心内膜垫缺

损、部分性心内膜垫缺损、过渡性心内膜垫缺损 3 种,其中过渡性心内膜垫缺损最少见,部分性心内膜垫缺损超声最易漏诊。超声表现为心内膜垫十字交叉结构消失,房间隔下部分和室间隔上部分缺失,左右房室瓣发育异常。

(4) 房间隔缺损:心内膜垫仅见小部分房间隔,未见卵圆孔瓣膜活动回声。

(5) 大动脉转位:指主动脉与右心室相连,肺动脉与左心室相连;分为完全性大动脉转位和矫正性大动脉转位,完全性大动脉转位是指房室连接正常,心室与大血管连接异常;矫正性大动脉转位是指房室连接、心室大血管连接均异常。超声表现为四腔心切面主动脉与肺动脉平行发出,五腔心切面见左心室连接的血管远端有分叉,右心室发出的血管远端呈弓状,可合并室间隔缺损、房间隔缺损或肺动脉狭窄等。

(6) 单心房、单心室:所有切面均未见室间隔回声,或仅见室间隔残端,提示为单心室;所有切面均未见房间隔回声,则提示为单心房。单心室预后差,建议终止妊娠。

(7) 三尖瓣下移:病变发生在三尖瓣的隔瓣和后瓣,下移至右心室,瓣叶发育不良。超声表现为右房增大、房化右室、隔瓣下移、三尖瓣反流、房间隔缺损、肺动脉狭窄等。

(8) 左心发育不良综合征:左心室狭小、主动脉瓣闭锁、二尖瓣狭窄或闭锁,超声表现为左侧房室及主动脉发育差,二尖瓣、主动脉瓣发育异常或闭锁。预后差,建议终止妊娠。

(9) 右心发育不良:右心室狭小、肺动脉瓣闭锁、右心循环障碍,超声表现为右侧房室发育差,三尖瓣、肺动脉瓣发育异常或闭锁。预后较差,建议终止妊娠。

(10) 右室双出口:肺动脉和大部分主动脉均发自右心室。超声表现为室间隔缺损,主动脉和肺动脉发自右心室,两条大血管平行或略有交叉,可见肺动脉狭窄。预后与是否合并其他心内及(或)心外畸形有关。

(11) 永存动脉干:仅有一条大血管从心脏发出,这条血管再发出主动脉、肺动脉和冠状动脉,超声表现为仅见一条大动脉、室间隔缺损,有时可合并单心室、单心房等畸形。预后通常不良,建议终止妊娠。

(12) 主动脉缩窄:主动脉弓上如何部位出现狭窄预后取决于主动脉缩窄的严重程度及手术的时间,单纯主动脉缩窄术后存活率较高。

(13) 心脏肿瘤:大多为良性肿瘤,其中大部分是横纹肌瘤,超声表现为心腔壁(多见于心室壁)上出现强回声包块,边界清,多发结节状。

(14) 心律失常:正常胎儿心率在120～160次/分。低于100次/分,持续数分钟以上或>200次/分或节律不齐为心律失常。胎儿期常见的心律失常有房性期前收缩、室性期前收缩、房室传导阻滞及室上性心动过速,当发现胎儿心律不规则时,应结合 M 型超声、胎儿超声心动图和多普勒超声检查来区分。

①　房性期前收缩:最常见,心房搏动提早出现,其后有不完全性代偿间歇,有时出现心房扑动。

②　室性期前收缩:心房节律正常,心室收缩波提早出现,其后出现完全性代偿间歇。

③　房室传导阻滞:可能是传导系统发育不良,与房室结之间无连接或房室结解剖位置异常,分为 3 度:Ⅰ°仅表现为房室传导延迟,每个心房冲动都能传到心室,较难发现;Ⅱ°房室传导阻滞中的莫氏Ⅰ型表现为房室传导逐渐延长直至心室搏动脱漏,莫氏Ⅱ型呈间歇性心室搏动脱漏;Ⅲ°房室传导阻滞也称完全性房室传导阻滞,表现为心房搏动与心室搏动无关,各自搏动,心房冲动完全不能传导到心室,心房率基本正常,心室率减慢。房室传导阻滞的预后取决于有无合并心脏畸形和阻滞的类型,完全性房室传导阻滞者预后差。

④　心动过速:最常见的是室上性心动过速,心率在 180～300 次/分以上,心房与心室的收缩保持 1∶1,每次心房的收缩都能传导到心室,临床上表现为突然发作突然终止。由于心室率过快,心室充盈不足,心排出量下降和右房负荷增加,最终导致充血性心力衰竭和胎儿水肿。

(五) 三维、四维超声的应用

1. 胎儿三维、四维超声成像

(1) 图像显示直观,表面成像能直观显示胎儿体表结构,如面部神态、表情。

(2) 透明成像能清晰显示胎儿脊柱等骨骼结构的整体形态及连续性,类似于 X 线照片的效果。

(3) 多平面成像可对感兴趣区进行多角度观察,并能快速得到诊断所需平面,尤其是二维超声难以获得的与探头表面平行的平面,如胎儿颅内的胼胝体平面。

(4) 对胎儿头颅血管的三维显示有助于判断颅内血管畸形及走向,肾血管的显示有助于诊断先天性肾动脉狭窄及了解肾血流灌注情况。

(5) 根据需要选择不同显示模式及多种模式的配合,为胎儿畸形的诊断提供了重要依据,从而有助于增强诊断信心提高诊断准确性。

2. 三维超声容积测量

三维超声用容积测量估计胎儿脏器大小和胎儿体重。

(1) 测量上下肢体积来估计胎儿体重。

（2）三维超声估计胎儿肝脏容积、胎儿肾脏容积的大小来估计胎儿体重。

（3）三维超声可获得二维超声无法测量的不规则物体体积,如小脑体积、小脑蚓部体积,有效评价胎儿小脑发育异常、小脑下蚓部部分缺失等。

（4）胎儿心脏容积的测量,胎儿心脏大小及测量在判断心力衰竭、水肿胎儿心脏扩大中均有较大的意义。

3. 胎盘及胎儿血管床的三维和四维成像

三维、四维超声透明成像最小灰阶模式可用于显示胎儿血管走行,三维彩色多普勒血流成像可显示空间迂曲走行的血管;胎盘及脐带血管三维重建有助于评价胎盘梗死、双胎循环吻合、脐带附着部位及脐带绕颈、脐带真结等;三维彩色多普勒及能量多普勒技术对低速血流显示率及敏感性较高,用于评价妊娠胎盘床的状况,可清楚地显示胎盘三级绒毛动脉血管构建,评价胎盘功能。

4. 三维直方图定量血流含量

定量组织器官内血管的血管化指数、血流指数和血管化血流指数,代表了血管百分比和血流数量;计算单位体积胎盘内胎盘小血管的血管数量和血细胞的浓度,目前妇科应用较多,产科的研究较少。

5. 动态三维超声心动图空间-时间相关技术（STIC 技术）诊断胎儿心脏畸形

（1）对数据离线处理时,得到传统超声不能到的切面。

（2）同时观察胎儿心脏的血流动力学表现,加入彩色多普勒信号,判断心内分流情况。

（六）产前超声应用存在的问题和建议

1. 目前存在的问题

（1）胎儿的超声检查有一定的特殊性,无固定体位,无固定操作手法,全凭超声医师的经验和技巧手法来进行检查。

（2）母体方面的因素如母亲肥胖腹壁过厚、腹部手术瘢痕、粗大的陈旧性妊娠纹,都会影响超声图像的清晰度。

（3）胎儿体位:胎儿面对探头,脊柱肾脏显示欠清;胎儿背对探头,心脏、口唇等显示欠清。胎儿骨骼声影也可产生干扰,如手臂、腿的遮挡等。

（4）孕周:不同的孕周可进行不同针对性的超声检查,我院超声胎儿畸形筛查选择在孕 22～24 周,过早检查因胎儿太小器官结构显示不清,过晚检查又可因骨骼声影遮挡（如手臂、腿、肋骨等）以及胎位相对固定不易改变而致检查结果不太理想。

（5）羊水:羊水过少,缺乏羊水的衬托;羊水过多,胎儿下沉;均影响超声对胎儿畸形的筛查。

（6）超声检查结果只代表胎儿当前状况，并不意味着以后检查一定正常，由于胎儿器官的发育是个逐步完善的过程，有些胎儿畸形在其发育过程中逐渐表现出来，有些畸形至妊娠中晚期才表现出来，如脑积水、肾积水、先天性膈疝等。

（7）超声对不同类型的胎儿结构畸形敏感性不同。

① 超声胎儿畸形筛查不能作出诊断的畸形：a. 无明显形态学改变的染色体异常或遗传学疾病；b. 胎儿功能方面的异常：智力、听力、视力障碍；遗传性疾病不表现有胎儿结构异常；c. 血液系统异常；d. 胎儿脊髓异常；e. 胎儿周围神经系统、肌肉关节方面异常；f. 胎儿生殖器（两性畸形、子宫先天性畸形）；g. 代谢性疾病：糖尿病、先天性甲状腺功能减退；h. 胎儿皮肤疾病、皮肤血管瘤、皮肤微小异常；

② 较易或极易漏诊的畸形：a. 中枢神经系统：叶状全前脑、小脑下蚓部缺失、胼胝体缺失、轻度颅内出血、小型孔洞脑等；b. 头面部：单纯性腭裂、眼球异常、耳异常等；c. 胸部：小型膈疝、小型室间隔缺损、肺静脉异位引流、轻型主动脉缩窄、轻型法洛四联症等；d. 腹部：食管闭锁合并食管气管瘘、肛门闭锁、异位肾、重复肾、马蹄肾、小型腹部肿块等；e. 骨骼系统：手脚畸形、非致死性软骨发育不良、马蹄内翻足等。

出生后一眼就能看到的畸形如胎儿手脚畸形、耳异常等超声在宫内诊断常常是困难的。

③ 卫生部规定超声须诊断出来的六大畸形：无脑儿、脑膨出、开放性脊柱裂、胸腹壁缺损、内脏外翻、单腔心、致命性软骨发育不全。

（8）胎儿超声心动图检查。

① 产前不能诊断：如房间隔缺损、动脉导管未闭。

② 产前很难检出：轻度肺动脉狭窄、轻型法洛四联症等。

③ 易漏诊的心脏畸形有：室间隔缺损、房间隔缺损、主动脉狭窄等。

④ 产前诊断室间隔缺损要慎重（心尖四腔心切面，室间隔回声与声束平行，膜部室间隔很薄，侧壁效应使膜部回声失落，似缺损改变）。

9）三维/四维超声成像依赖于二维超声图像的清晰度。

2. 建议

1）专业人员培训

通过专业性人员培训，提高超声人员的诊断水平，降低漏诊率。

2）产科超声检查的规范化

（1）不同的孕周进行不同项目的超声检查。①孕早期确定宫内妊娠，是否存活,胚胎个数,测量头臀径,排除异位妊娠、葡萄胎、滋养叶细胞疾病等。②孕10~14周测量胎儿颈项透明层、测量头臀径、心率等。③孕22~24周胎儿畸形筛查。④孕32~40周胎儿生长检测、生物物理评分、脐动脉血流,发现胎儿生长受限、迟发性胎儿畸形、脐动脉血流指数异常等。

（2）规范胎儿畸形筛查的超声检查。①对象:所有妊娠22~24周孕妇。②基本内容:双顶径、头围、股骨长度、肱骨长度、腹前后径、腹左右径、胎儿个数等。③胎儿畸形筛查的观察内容:颅骨环、脑中线、小脑、口唇、心脏四腔的对称性、胃泡、双肾、脊柱连续性、膀胱、胫腓骨、尺桡骨。④羊水量。⑤胎盘:位置、厚度、是否达宫颈内口或盖宫颈内口。

3）标准图像的采集和储存

可减小超声医师差距,提高诊断水平减少漏诊;还可为医疗纠纷的处理提供帮助依据。

二、磁共振在围生期中的临床应用

1983年,Smith等首次报道了胎儿的MRI检查,自此以后MRI开始逐步应用于临床。目前MRI技术能较好地显示各个孕期胎儿的解剖结构,尤其适于胎儿的脑部、充满液体的腔囊、肺部、胎盘以及胎儿面部轮廓的检查,获得的影像具有较高的组织对比度,诊断价值不断得到认识与肯定,逐渐成为产前超声检查的重要补充诊断方法。

（一）MRI在产前诊断中的临床应用

1. 胎儿中枢神经系统畸形

（1）超声观察胎儿头颅结构主要是通过头颅横切面进行,而冠状切面和矢状切面由于胎儿位置关系较难显示,而MRI可获得这些超声无法获得的切面。

（2）对全前脑、孔洞脑、蛛网膜囊肿、胼胝体缺失、Dandy-Walker畸形等的诊断,MRI具有明显的优势。

（3）颅骨缺损的定位、膨出物性质以及颅内仍残留脑组织的鉴别与诊断,MRI优于超声。

（4）对于开放性神经管缺陷,MRI可用于判断皮肤覆盖的程度。

（5）全前脑无裂畸形。

① MRI可证实超声不能明确诊断的畸形,半叶型全前脑畸形时MRI可清晰显示前脑与枕部分裂。

② 超声在宫内不易获得头颅的冠状与矢状切面,且会受到颅骨声影的影

响,常无法显示前脑分裂,而此时 MRI 有显著的优势。

③ 叶状全前脑缺乏特征性表现,产前超声诊断较为困难,而 MRI 可帮助诊断。

④ 对于鉴别前脑无裂畸形和胼胝体发育不全(如伴有大的中线裂或囊肿),MRI 可有助于帮助。

(6) 小头畸形:对于小头畸形合并其他结构异常,MRI 可提示更多信息,如前脑无裂畸形、脑膨出、合并孔洞脑等。

(7) 蛛网膜囊肿:蛛网膜囊肿的部位、与颅内其他结构的关系,MRI 更具有优势。

(8) Dandy-Walker 畸形:超声因受颅骨声影的影响,对小脑蚓部的显示有时较困难,而 MRI 矢状切面能清晰显示小脑半球、小脑蚓部、第四脑室及蛛网膜下隙等,可显示整个颅后窝,故对 Dandy-Walker 畸形的分型及合并的其他颅内异常能作出准确诊断。

(9) 孔洞脑。

① 真性孔洞脑或脑裂畸形,MRI 表现为裂开的脑组织周围有灰质低信号包绕,裂开处与侧脑室相通或不相通。

② 假性孔洞脑与脑缺血缺氧及颅内感染等多种因素有关,病变主要发生在脑实质,脑组织破坏液化,可与脑室相通,MRI 表现为囊性病灶周围无灰质低信号,用于鉴别诊断 MRI 优于超声。

(10) 胼胝体缺如:罕见,可能与染色体异常有关,胼胝体连接左右大脑半球,超声诊断胼胝体缺如较困难,主要靠间接征象(颅脑横切面时,侧脑室增大呈“泪滴状”)进行诊断,当侧脑室内径正常时,超声常可能漏诊。由脑软化所致的胼胝体异常,脑室内径可正常,而 MRI 则能从冠面与矢面切面显示胼胝体缺如的部位与程度。

(11) 颅内出血。

① MRI 可显示出血存在、脑室内团块的性质、出血所致损伤的范围。

② MRI 可以显示血肿的位置,判断脑实质出血、硬膜下出血、单纯的脑室内出血要更差、单独的蛛网膜下隙出血,而超声显示困难。

2. 胎儿胸部畸形

(1) 先天性肺囊腺瘤畸形:在显示肿块的边界及空间位置关系时 MRI 优于超声,对于残余肺组织体积及纵隔、心脏被动移位情况 MRI 可清晰显示,较超声有明显优势。

(2) 肺发育不良:肺发育不良多有羊水过少,此时超声因缺乏液体透声窗,对于胎儿肺部结构显示不清,MRI 不受羊水过少的限制,对肺部结构显示清晰。另外,MRI 测量胎儿肺容积可以预测胎儿肺发育不全的程度,这也是目前胎儿 MRI 技术研究的热点之一。

(3)先天性膈疝:超声很难区分肝、肠段与肺,而 MRI 能较好地区分疝入胸腔的内容物,如肝、胃、小肠、结肠等,并能区分其与肺的异同,因此,MRI 在诊断准确率与敏感性等方面显著优于超声。

3. 胎儿消化系统畸形

对于超声诊断不明确的病例,MRI 检查能提供重要的解剖结构信息,研究发现,MRI 具有很好的软组织分辨率,不仅可以显示扩张的肠管,对梗阻的部位、胎粪性腹膜炎假囊肿及小肠段梗阻位置也能提供诊断信息,可明确诊断肠道狭窄或闭锁。

4. 胎儿泌尿生殖系统畸形

(1)MR 可检出肾积水的形态、大小,了解肾组织有无结构异常,MRI 较超声更易发现肾盂狭窄。

(2)对于多囊性发育不良肾、重复肾 MRI 也能较清晰地显示。

(3)泌尿生殖道畸形常合并羊水过少,超声较难评价,而 MRI 不受限制,可为肾缺如、异位肾、多囊性发育不良肾等畸形提供诊断依据。

5. 胎盘

(1)晚期妊娠胎头位置较低时,超声对后壁前置胎盘的观察因胎头声影遮挡会显示不清,而 MRI 不受影响,可明确显示宫颈内口与胎盘的相对位置关系,对于各种类型的前置胎盘均有较高的检出准确率。

(2)诊断胎盘早剥时,血肿较小的超声检出存在一定困难,而 MRI 诊断则较为容易诊断。

(3)MRI 可帮协助诊断胎盘植入、胎盘绒毛膜血管瘤、胎盘梗死等病变,MRI 对子宫后壁胎盘植入的显示优于超声。

(二)MRI 检查的安全性问题

迄今许多研究报道显示,MRI 检查无电离辐射,对孕妇和胎儿是比较安全的。但是,MRI 检查的磁场有主磁场、梯度磁场和射频磁场,3 种电磁场均可能对胎儿造成潜在的危险。此外,有研究显示,MRI 检查的噪声和热效应可能导致胎儿的听力损害等。并且,对于增强 MRI 检查,由于钆可通过胎盘,可能会影响胎儿。

根据影像安全组委会的条例,MRI 检查只适用于如果其他非电离形式影像诊断无法确诊或如果需由其他的电离辐射检查(例如 X 线、CT 等)提供重要信息时的孕妇。早期妊娠由于处于器官分化的早期,极易受到各种因素的影响,而对于早期妊娠 MRI 也很难评价,因此,MRI 检查一般应安排在妊娠 20 周以后。因妊娠期间进行 MRI 检查的安全性至今尚未被明确证实,推荐孕妇行 MRI 检查前应签订书面同意书,包括进行 MRI 检查可能存在的风险、利弊、可供选择的诊断方式。

(三)展望

虽然 MRI 检查还存在费用昂贵、成像伪影、专家短缺等问题,但 MRI 具有无放射性、无损伤、多方位成像、高分辨率等优点,必然会成为产前诊断的重要补充方法,尤其是对超声诊断困难的病例具有重要的临床应用价值。另外,新的 MRI 技术逐渐被开发应用,如 MRI 容积法可评估胎儿体重,功能 MRI 可用于评价胎儿脑缺血缺氧、测量子宫动脉及螺旋动脉血流动力学、对胎盘血流灌注等的研究。

总之,MRI 诊断已日渐显示出它的巨大潜力和优势,可成为产前诊断中一种崭新的、重要的影像手段之一,具有广阔的应用前景。

(周雷平)

参考文献

[1] Euser AG, Sung JF, Reeves S. Fetal imaging prompts maternal diagnosis: autosomal dominant polycystic kidney disease [J]. J Perinatol, 2015, 35(7): 537-538.

[2] Dhombres F, Friszer S, Castaing O, et al. Effects of altitude changes on Doppler flow parameters for uterine, umbilical and mid-cerebral arteries in term pregnancy: A pilot study [J]. J Turkish German Gynecological Association, 2015, 16(4): 237-240.

[3] Mose JC. The role of maternal and fetal Doppler in pre-eclampsia [J]. Pregnancy Hypertension, 2014, 4(3): 242-244.

[4] Correa F, Lara C, Carreras, et al. Evolution of fetal subependymal cysts throughout gestation [J]. Fetal Diagnosis Therapy, 2013, 34(2): 127-130.

[5] Guenot C, Baud D, Lepigeon K, et al. Inexperienced sonographers can successfully visualize and assess a three-dimensional image of the fetal using a standardized ultrasound orotocol [J]. Fetal Diagnosis Therapy 2013, 34(2): 96-102.

[6] Kari JA, Habiballah S, Alsaedi SA, et al. Incidence and outcomes of antenatally detected congenital hydronephrosis [J]. Ann Saudi Med, 2013, 33(3): 260-264.

[7] Barre DA, Lima JC, Mauad Filho F, et al. Measuring fetal volume during late first trimester by three-dimensional ultrasonography using virtual organ computer-aided

analysis [J]. Ultraound Med Biol，2013，39(9)：1552 - 1559.

［8］ Tonni G，Grisolia G，Sepulveda W. Early prenatal diagnosis of orofacial clefts：evaluation of the retronasal triangle using a new three-dimensional reslicing technique [J]. Fetal Diagnosis Therapy，2013，34(1)：31 - 37.

［9］ Wielandner A，Mlczoch E，Prayer D，et al. Potential of magnetic resonance for imaging the fetal heart [J]. Semi in Fetal Neonatal Med，2013，18(5)：286 - 297.

［10］严英榴，杨秀雄，沈理. 产前超声诊断学［M］. 北京：人民卫生出版社，2003：440 - 476.

［11］李胜利，文华轩. 11^{+1} - 13^{+6} 周早孕期胎儿超声规范化扫查技术及判断标准［J/OL］. 中华医学超声杂志(电子版)，2014，11(1)：6 - 8.

［12］李岩，孙玉珍，翟慧萍. 产前超声筛查胎儿畸形的临床分析［J］. 中国妇幼保健，2014，29(2)：286 - 289.

［13］郭楠，陈娇，朱琦. 胎儿期合并室间隔缺损的复杂性先天性心脏病分类分布初探［J］. 临床心血管病杂志，2013，21(12)：939 - 941.

［14］蔡石兰，黄巧燕. 产前系统胎儿超声筛查胎儿心脏意义［J］. 中国医学影像学技术，2013，15(12)：877 - 878.

［15］张波，杨太珠，朱琦. 经超声诊断的胎儿孤立性透明隔腔消失的临床预后［J］. 中国临床医学影像杂志，2013，24(12)：866 - 868.

［16］梁金丽，张战红. 超声诊断胎儿神经系统发育异常回顾性分析［J/OL］. 中国产前诊断杂志(电子版)，2013，5(4)：7 - 12.

［17］南瑞霞，赵玉珍，关莹，等. 胎儿大脑中动脉血流峰值流速与血红蛋白含量相关性研究［J］. 中国超声医学杂志，2013，29(12)：1101 - 1104.

［18］张晓新，张爱青，杨娅，等. 不同孕周产前超声筛查胎儿畸形的临床意义［J/OL］. 中华临床医师医学杂志(电子版)，2013，7(23)：10667 - 10671.

第十章 产时胎儿监护的发展史

一、概述

近年来,国内有条件的助产机构都采用电子胎心监护对整个分娩过程进行实时监护,即产时胎心(fetal heart rate,FHR)监护。在美国和加拿大,电子胎儿监护(electronic fetal heart rate monitoring,FHM)已经成为产科常用的胎儿监护手段。

二、胎心监护的历史

对 FHR 评估可以间接了解产前和产时胎儿的宫内氧饱和状态,及时发现胎儿宫内是否缺氧,从而减少因缺氧所致的胎儿神经系统的损伤及胎死宫内。近两个世纪以来,人们在胎心监护的临床应用及实验室研究方面,进行了不断探索,极大地促进了胎心监护技术的发展。

FHR 和宫缩强度的临床评估,起始于检查者直接用耳朵在孕妇腹部听诊、用手触诊,继而发展为机械、电子设备的应用及普及。现有的实践与理论体系是两个多世纪以来实践者不断探索,通过对各种FHR 图形进行评估、鉴别及干预所发展建立起来的,旨在改善妊娠结局。

主要事件的概括见表 10 - 1。

表 10-1　重大胎心监护发展的纪年表

年份	发　展
1818	直接用耳贴于孕妇腹部听取 FHR
1821	Kergaradec 用听诊器听到 FHR,并将 FHR 用于评估胎儿宫内健康状况
1893	von Winckel 发表文章,制订了通过听诊方法诊断胎儿窘迫的标准
1906	Cremer 用孕妇腹部或阴道电极,得到胎儿心电图
1917	Hillis 描述了胎儿镜
1958	Hon 报道最早的 EFM 研究
1961	Saling 测定胎儿头皮 pH
1964	Callagan 运用多普勒超声技术来监测 FHR
1968	Hammacher 和 Hewlett-Packard 销售商业 EFM
1971	国际组织支持 EFM 模型及术语
1972	Hon 发明了螺旋式胎儿头皮电极
1976	Haverkamp 报道了 EFM 和腹部听诊的随机对照临床试验
1977	Read 利用听觉刺激,来评估胎儿宫内健康状况
1978	Dawes-Redman FHR 诊断标准应用于电脑分析
1982	Clark 利用头皮刺激,来评估宫内胎儿健康状况
1985	Manning 报道生理学发现
1986	Paine 公布听诊加速试验
1992	AWHONN 推广标准 FHR 监护宣传教育活动
1997	NICHD 小组推荐标准化 EFM 定义
1999	Thacker 和 Stroup 报道了 EFM 临床试验的 meta 分析
2000	FDA 有条件支持监测胎儿血氧饱和度
2006	正在进行美国胎心 ST 分析(STAN)试验
2008	NICHD 组织推荐 EFM 模型解读标准及分类;AWHONN 将其分类作为教育培训内容

三、胎心监护的核心内容

(一) 胎心率

对于 FHR 的临床评估,起始于 200 多年前。1818 年瑞士外科医师 Mayor

最早报道听到胎心音，1821 年法国医师、贵族 Kergaradec（Jean Alexandre Le Jumeau，Vicomte de Kergaradec）也报道听到胎儿心音。不同的是 Mayor 用耳朵直接贴在孕妇腹部听诊，而 Kergaradec 用木制听筒听诊，并且他被认为是通过胎心音评估胎儿健康的创始人。1833 年，都柏林的 Evory Kennedy 发表了专题论文 *Observations on Obstetric Auscultation*，说服了当时对 Kergaradec 听诊方法表示怀疑的人们，并鼓励和推荐临床医生应用该技术。在当时 Kennedy 的教科书中，就已经描述了当宫缩时胎心减慢、宫缩过后胎心恢复至基线，以及胎头、脐带受压时胎心率一过性减慢的现象。

19 世纪中叶，涌现出大量关于胎心听诊方法的观察报道，包括正常 FHR 范围，胎心基线变化及母体相关因素，包括母体发热、孕龄、胎儿体重、胎儿性别和胎动情况等。也出现了临床医生对各种问题的争论，譬如：用耳朵或听筒听诊、待产体位是站立还是仰卧位；分娩时是否应该暴露孕妇下腹部等问题。临床医师也在探索 FHR 形成的生理基础，德国医师 Schwartz 是研究胎儿呼吸运动的第一人在 1858 年发表的一篇文章指出在分娩时应记录 FHR，包括宫缩及宫缩间歇期的胎心率变化，作为评估胎儿宫内状况的指标。Schwartz 发现当胎头受到挤压时，胎心率会发生减慢，这是因为宫缩时胎盘血流减少所致，同时还描述了脐带受压等情况；1903 年，Seitz 声明 FHR 减速反映了胎儿宫内缺氧。

1849 年，美国 Kilian 提出若 FHR 低于 100 次/分或超过 180 次/分，应考虑"胎儿窘迫"，建议在此情况下应给予干预。1893 年，德国的 Von Winckel 提出，听诊胎心率判断"胎儿窘迫"的诊断标准：胎儿心动过速，超过 160 bpm；或胎儿心动过缓，低于 120 bpm 或 FHR 不规律。von Winckel 的诊断标准和听诊指南，在以后的 75 年中一直被广泛采用。

20 世纪早期，听诊器替代了原来的听诊方法。1917 年 Hillis 首次描述了听诊器的设计图形，即双耳或单耳听诊器，由金属环固定于头部进行听诊。该装置发明的最初用途，是为了产科医生在第二产程中可以腾出双手进行"外科操作"，且额式听诊器的优点是可以将钟形的听筒固定于孕妇腹部，通过骨传导获得较好的听诊效果。该装置即为著名的 DeLee-Hillis 听诊器，以此纪念发明者 Hillis。

1891 年 Pestalozza、1908 年 Hofbauer 和 Weiss 分别报道了采用胎儿心音图对胎心进行评估，用一麦克风样装置，透过腹壁持续记录 FHR 并将音量放大。1962 年，Hammacher 改进了心音图信号的清晰度，并在记录 FHR 的同时记录子宫收缩情况。

100 多年前，心脏病专家 Cremer 通过孕妇腹部或阴道电极，获得胎儿心电图。

20 世纪 50 年代，美国的 Hon，乌拉圭的 Caldeyro-Barcia 和德国的

Hammacher 开始报道,利用电子监护仪,成功记录了胎心音连续描述技术和心电图。最早的报道之一,即 1958 年 Hon 描述了将银电极放在塑料盒中,置于孕妇腹部和大腿上,他比较了产时 FHR、FHR 图形与妊娠结局的关系。由于腹部胎儿心电图信号质量差,临床医生尝试多种设备从胎儿身上直接记录 FHR。1972 年,Hon 发明了一次性胎儿头皮电极,成功获得胎儿心电图,成为当今应用设备的基础。1964 年,Callagan 改良了多普勒超声技术,透过腹壁间接评估胎心率状况。这种外部监测技术,目前广泛应用,并不断改进信号质量和准确性。

(二) 宫缩

1872 年,Schatz 通过在子宫内放置球囊,用图表来描计宫腔压力,以测定宫缩强度,又称疼痛描计仪。20 年后 Schaeffer 用肺活量计在孕妇腹部测定宫缩强度,这些早期研究记录了正常宫缩及子宫对肾上腺素、乙醚、吗啡等药物的反应。在 1947 年研究者发明了宫缩计量仪,它可以连续监测并记录宫缩引起的腹壁张力变化,用波形表示宫缩的频率、周期和强度。

1952 年,Stallworthy 和 Williams 报道了经宫颈置入聚乙烯导管来测量宫缩,但其评估宫缩的灵敏性还不及经验丰富医师的主观判断。同年,Caldeyro-Barcia 在腹壁通过羊膜穿刺针,置入宫内导管来测量宫内压力,并用蒙氏单位作为度量宫腔压力的单位,最后制造出商品化的宫内测压导管,它通过宫颈置入宫腔,并与外部张力测量仪转换器相连接,用以记录宫腔内压力的变化。随着微芯片计算机技术的进步,宫内测压导管顶端的张力转换器逐步被淘汰,换成小型固体换能器。

(三) 电子胎儿监护 (EFM)

将同时测量胎儿心率和宫缩的方法称为胎心宫缩描记法 (CTG) 或电子胎儿监护 (EFM)。1968 年,Hammacher 和 Hewlett-Packard 将体外传声器心音描记技术、体外超声和胎儿心电图技术相结合,发明了第一台商业化电子 FHR 监护仪,就是今天我们说的"胎心描计仪"。随着原始超声波计算机取样技术、数学计算技术及视觉成像技术的逐渐发展,人们发明了"第二代监护仪"。而今天,所有的 FHR 信号报告、FHR 结果解读都采用自动校正技术。

电子技术的发展实现了声波信号与可见波形的转换,因而 FHR 信号可通过可见波形的形式记录在纸上。从单纯的听诊,到胎儿电子监护仪 (EFM) 记录数据分析,EFM 发展极大地提高了产科临床工作效率。在许多情况下,EFM 变成了 FHR 检测的主要方法,而周期听诊成为一种筛查或备选的方法。但专家们依然强调,在某些情况下听诊仍然起着重要的作用。

　　任何筛检方法的准确性都是通过敏感性和特异性来衡量的(见表 10 - 2,表 10 - 3)。EFM 最初作为预测或诊断胎儿窘迫的筛查方法,期望它能够发现胎儿早期缺氧,并予以早期干预,以防止胎儿神经系统并发症的发生,降低胎儿死亡率。EFM 描计的正常 FHR 图形能准确地反映胎儿良好的供氧状况,其敏感性高,假阴性率低。当胎儿 FHR 图形正常时,通常认为胎儿氧供充足。例如,在目前采用的 EFM 三分类系统中,Ⅱ类 FHR 图形代表胎儿状况的不确定性,其特异性低,假阳性率高,既不属于Ⅰ类图形,也不属于Ⅲ类图形,且Ⅱ类 FHR 图形不能预测异常酸碱平衡,在临床上往往需要更多信息对胎儿供氧状况进行评估,以避免过度干预。一些辅助检测方法有助于临床医生进一步分析和处理Ⅱ类 FHR 图形。Ⅲ类 FHR 图形则为异常图形,提示胎儿酸中毒的风险很高,需要干预治疗。

表 10 - 2　2008 年 FHR 的三级分类

2008 年 FHR 的三级分类
Ⅰ型:FHR 图形的分类包含以下几项 　　基线率:110—160 bpm; 　　基线变异:中度; 　　晚期减速或变异减速:不存在; 　　早期减速:存在与否均可; 　　加速:存在与否均可。
Ⅱ型:除分类Ⅰ和Ⅲ以外的所有 FHR 图形 　　基线率:心动过缓但基线变异存在; 　　　　　　心动过速。 　　FHR 基线变异性: 　　　　　　　　　　轻度的基线变异; 　　　　　　　　　　基线变异消失,不伴有重复减速的; 　　　　　　　　　　显著的基线变异; 　　加速:刺激胎儿后没有产生 FHR 加速。 　　周期或间歇性减速:重复出现的变异减速伴有微小或中度的基线变异; 　　　　　　　　　　　　2 分钟≤延长减速<10 分钟; 　　重复性晚期减速伴有中度的基线变异; 　　变异减速伴有其他特性如恢复至基线缓慢,"尖峰型"或"双峰型"。
Ⅲ型:FHR 的图形分类包含以下任一种情况 　　FHR 基线变异消失并伴有以下任意一种情况: 　　重复出现的晚期减速; 　　重复出现的变异减速; 　　心动过缓; 　　正弦曲线图形。

表 10 - 3　2008 年 FHR 的解释体系

术语	定义	举例
敏感性	准确地发现窘迫的胎儿。以百分率来表示。假阴性结果为不能鉴别出可能存在缺氧的胎儿。	正常 FHR 描记具有高的敏感性,极小可能对胎儿的氧合功能鉴别错误。
特异性	准确区分胎儿是否处于氧缺乏状态。以百分率来表示。假阳性率表示对胎儿处于氧充足的状态进行误判。	Ⅱ类 FHR 图形是不确定性图形,特异性低,可对胎儿处于氧充足的状态进行误判。
可靠性	检测方法的正确性和重复性。两位观察者得出的结论相同或一位观察者采用两种不同方法得出同一结论,以 kappa 系数表示。	两位临床医生对同一 FHR 描记的解释相同;或同一观察者支持自己之前的解释。
有效性(预见性或一致性)	某一特征与某一妊娠结局存在稳定关系。	一种 FHR 描记解释预示一种新生儿结局(如代谢性酸中毒,健康胎儿,低 Apgar 得分,不良神经疾病,死亡等)
疗效	某一特定不良结局的预防或干预措施具有真正效力	FHR 描记解释和处理对新生儿结局有显著效果

(四) 辅助检测方法

除 FHR 外,一些辅助检测方法可用来完善分娩期和妊娠后期 FHR 的评估。这些辅助检查对胎儿宫内氧供情况及 FHR 的评估可起到补充作用。妊娠晚期的胎儿评估(分娩前胎儿监测)不仅仅是 FHR 监测,而是对胎儿宫内情况的综合评估,在理论体系形成的过程中促使了一个亚专科的诞生——围生医学。

20 世纪 60 年代,临床医生发现分娩过程中 FHR 晚期减速与胎儿代谢性酸中毒的风险呈正相关。到 70 年代,临床医生开始使用低剂量催产素观察胎心率的变化情况,即催产素激惹试验(oxytocin challenge test,OCT)。该方法采用静脉微量滴注催产素诱导宫缩,以预测产时可能发生的 FHR 变化,即胎儿对产时宫腔压力的反应,该试验后来也曾延伸为宫腔压力测试(contraction stress test,CST)及乳房或乳头刺激试验(breast stimulation test),但由于假阳性率高,应用受到限制。

Schifrin 等在 Hammacher 和 Kubli 的工作基础上,运用无激惹试验(nonstress test,NST)作为一种无创的预测胎儿宫内状况的方法。NST 是在没有宫缩及外界刺激的情况下,观察 FHR 的变化。最初 NST 只能在医院及助产机构内进行,现在已经开发出便携式的产前监护仪,可在门诊或家庭使用。1986年 Paine 等报道了使用胎心听诊器,记录了 FHR 和一段 6 分钟的胎心加速,即听诊加速试验(auscultated acceleration test,AAT)。AAT 是一种比较有效的监测手段,其技术要求不高,可用于没有 EFM 监测条件的偏远地区。

20 世纪 50 年代末,产科引入了超声技术,最初应用于测量胎儿双顶径。到 70 年代,超声技术已广泛应用于胎儿监测,包括胎盘结构及位置。80 年代开展胎儿生物物理评分,成为胎儿评估的常规检查。目前超声检查和多普勒血流显像,已广泛应用于观察子宫动脉、脐动脉和胎儿大脑中动脉血流及其代偿情况。

根据资料记载,用胎儿头皮血测定 pH 值,早于连续性 EFM 的应用,1961年 Saling 报道了采集胎儿头皮血测定其 pH 值,分析胎儿是否存在酸中毒,结合胎儿出生时采集脐带血,检测脐血 pH 值,对胎儿在宫内的状况进行评估。但采集头皮血是有创操作,需要一定的操作技术,并且采血时孕妇需长时间处于仰卧位,导致 pH 值检测的特异性较低,后来该项技术逐渐被弃用。

在胎心监护研究中发现,刺激 FHR 加速可减轻胎儿酸中毒。1982 年 Clark等在采集胎儿头皮血测定其 pH 值过程中,针刺头皮后产生 FHR 加速,这一过程减轻了胎儿酸中毒的发生。同样在挤压胎儿刺激 FHR 加速后,胎儿酸中毒情况也有减轻。1977 年 Read 和 Miller 报道用震动声响刺激孕妇腹部,引起 FHR 加速,其测试结果与 OCT 结果及胎儿宫内状态具有相关性。后来,声震刺激和头皮刺激成为评估胎儿宫内状况的有效方法。

20 世纪 90 年代,欧洲开始应用胎儿脉搏氧饱和度测定评估胎儿状态,2000年美国在有条件的医院批准应用该方法。它是以成人脉搏血氧饱和度测定技术原理为基础,采用能发射并接受单个细小光波的感受器来评估胎儿宫内的氧饱和状况。当 EFM 测定为 II 类图形即不确定图形时,可以采用胎儿血氧饱和度测定,作为诊断胎儿是否缺氧的辅助手段,但由于前期研究结论并不明确,美国产科医师和妇科医师协会(ACOG)与加拿大产科医师与妇科医师协会(SOGC)并不推荐用胎儿氧饱和度测定来作为胎儿是否宫内缺氧的标准检查方法。大规模多中心对照研究也发现,胎儿氧饱和度测定并不能使患者获益,既不能降低剖宫产率,也不能改善新生儿结局。由于市场需求匮乏,制造商在该研究结果发表之前就停止了该仪器的销售。

为了避免人的视觉及主观分析造成的偏差,最早的电子监护仪就已经利用计算机技术来支持人的认知功能。早期人们曾发明了一种仪器,用黄色和红色灯光来表示"异常 FHR 图形"。其原理是通过设定 FHR 既定标准,使用人工智能计算机分析系统客观分析听觉信号,对产生的 FHR 进行分析、解读,对异常图形给予提示,甚至提供处理方案。产前和产时 FHR 应用为自动分析研究提供了客观、标准、大量的可重复数据,在北美国家已经有大量关于胎儿自动评估方法的文献。许多研究者比较计算机分析和视觉分析的效果,发现在评估 FHR 特征方面,计算机分析优于视觉分析。1987 年,英格兰的 Dawes 和同事们开始研究软件,目前此软件已转化在商业产品中,并在世界范围内广泛用于 CTG 分析。

近年来,人们通过对产时 EFM 描记特征进行分析,依据胎儿心电图 ST 段的改变来分析胎儿宫内状态(ST-segment analysis,STAN)。胎儿低氧血症时 ST 段抬高,T 波振幅提高,这些可能为心肌缺血的早期表现。一些研究表明对 STAN 规范化阐释和培训能够减少对胎儿不必要的干预,改善新生儿结局。目前该项技术尚处于起步阶段,未来的临床应用前景尚无法预测。

20 世纪 90 年代,随着信息技术的快速发展及应用,产科临床信息系统也随之产生,也就是现在的围生期信息系统。"中央胎儿监护系统"是采用计算机系统通过胎心 EFM 描记、在同一时间段进行大量的 FHR 监测的典范。通过信息系统和 EFM 设备整合,能够在医院甚至在救护车上对 EFM 数据进行输入、显示、传输、查询、分析、存档和检索。总之,围生期信息系统在 FHR 数据收集的评估和处理研究中具有潜在前景。

四、FHR 评估的证据

临床医生在首次使用 FHM 技术时,只是将临床观测作为依据。这种无对照的报道使人们渐渐意识到:①观察性临床试验和干预性临床试验都应该有严格的研究方法;②在文献中应对其研究方法做详细说明。

EFM 的最初目的是,识别异常 FHR 特征,比如可以提示胎儿处于窒息危险状态,并对胎儿进行及时干预,以预防不良结局的发生。经过对 FHM 长期研究和实践,目前已对 FHR 特征及其相关妊娠结局有了初步认识;同时也阐释了 EFM 技术在预测胎儿结局方面的局限性。人们越来越多地使用 FHM 技术来鉴定 FHR 特征,试图采用信息化手段对胎儿健康状况及潜在的危险因素进行预测。正常 FHR 特征信息对临床护理工作同样重要。

随着 FHM 技术(包括听诊和电子技术)的发展,始终贯穿着临床医生对 FHR 解读的准确性(可靠性),以及 FHR 解读与新生儿结局的相关程度(有效性)。对听诊和电子 FHR 用于临床可靠性、有效性研究激起学术界广泛的讨论和争论,这两种方法都在未经过足够临床实践证明利弊的前提下进入临床。

20 世纪 70 年代,EFM 的应用有所增加,在第一个 EFM 的临床试验中并没有发现 EFM 在低危分娩中应用优于听诊,EFM 技术因此遭到强烈质疑。Haverkamp,Thompson,McFee 和 Cetrulo(1976)等人以及 Dublin 试验(1985),在第一项对比 EFM 和听诊的随机临床试验中发现,尽管 EFM 的使用减少了新生儿抽搐的发生,但在改善新生儿结局(包括脑瘫)中并无显著差异,并且 EFM 的应用增加了剖宫产率和手术产率。但这引起了 EFM 支持者对该项研究方法可靠性的质疑。此后,在 1976 年到 1994 年 18 年间产生了 12 项关于 EFM 和听诊优越性与否的随机对照试验,随后对这 12 项试验进行的 Meta 分析表明 EFM 并非优于听诊。

此后,临床医师们继续对 EFM 图形与新生儿结局之间的相关性进行研究。Parer,King,Flanders,Fox 和 Kilpatrick(2006)使用 1997 年 NICHD(National Institute of Child Health and Human Development)EFM 定义回顾性研究了 FHR 图形与胎儿酸中毒、新生儿活力之间的关系。研究表明,虽然回顾性研究具有局限性,但 FHR 图形和新生儿结局之间确实存在关系。接着 Graham,Petersen,Christo 和 Fox 在(2006 年)也采用 1997 年 NICHD 定义进行了回顾性研究,但并未发现 EFM 图形与新生儿脑损伤或新生儿死亡之间存在联系。

对 EFM 图形可靠性研究表明,不同的临床医生对同一 EFM 图形的解读各不相同,且同一个临床医生在不同时期对同一 EFM 图形的解读也可存在差异。一项研究对比了临床医生使用 NICHD 定义和计算机胎儿监护警戒系统,发现即使采用标准定义也并没有减少观察者之间对图形解读的差异。

围生保健专家普遍认为,应对 FHM 的有效性做进一步的研究。研究内容应包括临床医生的培训水平、FHM 的评估、解读和干预。研究需要评估临床医生对每种监护方法的掌握程度、临床医生的可靠性、最佳评估频率和计算机分析性能。干预包括图形解读、干预方法及与新生儿结局的关系。研究者可以利用围生期信息系统来收集数据,仍需要更多的证据来评估临床医生的教育水平和反应能力。

尽管研究和指南都推荐对低危妇女采用听诊方法,但临床医生对只推荐而不真正实施抱有疑问。在针对特定人群的研究中发现,指南推进、实施,受到当地医疗护理水平、地方政治文化、法医学关切程度、设备利用及听诊技巧等众多因素影响,需要更多的证据来支持理论到实践的转变。

五、标准化术语

统一的 FHR 术语和解读,对医生间的交流、重要文件的颁布和功能信息数据库的建立等都具有重要意义。听诊和电子监护的标准建立需要达到以下要求：可计量、客观性、准确性、可重复性、可接受性。

各种书籍、临床医生及研究者之间,有时对 FHR 的评估、解读和干预意见各不相同。比如,早在 20 世纪 50 年代,医生对基线的微小变异就用不同术语来形容。目前使用的 FHR 图形定义是由 Hon、Hammacher 和 Caldeyro-Barcia 及其同事们在 20 世纪 50 年代和 60 年代期间确立的。这些医生在对图形特征的描述基本一致,但对术语的确定却各持己见[基线率,基线率的变化(称为"加速"和"减速"),基线的波动称为"变异",按振幅和每分钟周期的个数来分类](Freeman et al,2003)。1967 年在第五届国际妇产科会议上对减速图形达成统一。1971 年国际小组在美国召集会议,1972 年在阿姆斯特丹会议上对胎儿监护的术语和干预达成了共识(Freeman et al,2003)。小组对基线"变异""早期、晚期、变异"减速等术语进行了统一,但在走纸的标度、速度及变异的分类上没有达成一致。

1995 年,NICHD 召集研究者和临床医生共同召开国际会议,将 EFM 定义标准化,以便解读和电脑分析应用,这些定义同时发表在护理和临床专业期刊上,并推荐不断更新及完善对图形解读的可靠性。2005 年,AWHONN 和 ACOG 将 NICHD 的定义应用于临床(ACOG,2005a;AWHONN,2005);2008 年,NICHD、ACOG 和母胎医学协会(SMFM)共同发起一由不同专业人员组成的工作小组来评审和更新 1997 年 NICHD 制订的 EFM 定义,并评估美国标准化系统对产时 EFM 解读的必要性(Macones et al,2008)。这次会议的关键性改变包括修正了过度子宫收缩等术语并采纳了 EFM 的三分类系统。

宫缩:宫缩以 10 分钟内子宫收缩的频数来计量,其他因素,如宫缩持续时间、宫缩强度及宫缩间歇期持续时间等,在临床实践中同样重要。

以下是描述宫缩的专业术语:

A. 正常:宫缩≤5 次/10 分钟,平均超过 30 分钟

B. 宫缩过频:宫缩>5 次/10 分钟,平均超过 30 分钟

C. 宫缩的特点:

● 宫缩过频常与存在或不存在相关的 FHR 减速有关。

● 宫缩过频术语可应用于自然临产及引产中,对于宫缩过频的处理根据宫缩是自然发动或是人工过度刺激引起而不同。

● 过度刺激和收缩过强的定义应该被废除。

20 世纪 70 年代,护士使用相关研究也纳入了标准化术语和分类系统的研究中,使其能够在计算机数据库中使用,并帮助护士记录她们的护理工作,包括产时护理(Eganhouse,McCloskey,Bulechek,1996)。这项标准化干预措施已

经应用于 FHM 护理实践(一致的文件)和护理研究(对新生儿结局相关的护理工作)中。

标准化定义对临床实践极其重要,包括在文献数据库中的应用。专家表示会继续应用一些不够严密的术语,如"胎儿窘迫"和"新生儿窒息"等。1998 年,ACOG 推荐以"不确定的胎儿状态"代替"胎儿窘迫",紧接着给出了对这种状态的描述(ACOG,1998,2005b)。这项推荐是基于 2008 NICHD 颁布的定义,临床医生应使用更新后的术语正确反映特定的 EFM 图形。"胎儿窘迫"的定义在围生期国际疾病分类法中去除(ACOG,1998)。

标准化术语可以用来组织和搜索文献数据库《医学主题词表(MeSH)》,用指定的标准化术语,如"胎心率""胎儿监护""胎心宫缩描记法"和"心音描记法"进行搜索,即可获得 FHR 评估的相关文献。

六、专业指南

随着 FHM 的发展,专业组织发布了一系列指南,使胎心评估标准化,并促进了评估能力提高。这些指南都是依据最新研究,并随技术和实践发展而更新。

专业指南对产时 FHR 评估形成统一意见具有重要意义。专业指南强调 FHM 方法的选择,但非专业协会制订指南,推荐产时对低危分娩进行间歇听诊,并非 EFM,这是基于临床试验表明,间歇听诊与 EFM 具有相同有效性,因此,指南最终推荐首选间歇听诊(ACOG,1995,2005a)。AWHONN 同样对此表示强烈支持(AWHONN,2009)。此外,AWHONN 还推荐各机构应制订策略,以确保正确使用 FHR 监护。

七、胎儿监护教育

在分娩过程中,床边护士需要及时解读 EFM 图形,这就需要护士具备识别胎心监护图形的能力。为此护士必须进行 EFM 学习和培训,综合专业培训包括胎心听诊和电子胎心监护的相关知识和技巧。

八、胎儿监护现状

在世界各国,胎儿监护的发展日新月异,胎心监护仪的构造及功能也各具特色。在中国,最早从事胎儿监护专题研究的是泰山医学院围生期监护研究中心,早在1982 年就研制成功了 ST-1 数字式胎儿监护仪,并很快应用于临床。又于1986 年研制成多床位胎儿微机监护系统。过去 10 多年来该研究中心先后研制成好几代性能各异的胎儿监护仪。结合国情的需要,该研究中心开创了大屏幕显示、自动储存图形的先例,其特点为:①大屏幕显示彩色监护曲线,醒目、美观、易判断。②电脑控制监护过程,自动储存监护曲线,并可随时将其调出,供用于分析及打印记录等。③可以任意截取某部分有意义的曲线。④价格低廉,使用方便。⑤可同时对双床位进行监护。为了方便孕妇在家随时了解胎儿状况,胎儿远程家庭监护系统也得到逐渐推广。

(范建霞 钱 卫)

参考文献

1. Hon E. The electronic evaluation of the fetal heart rate [J]. Am J Obstet Gynecol,1958,75 (6):1215 - 1230.

2. Clark SL, Gimovsky ML, Miller FC. Fetal heart rate response to scalp blood sampling [J]. Am J Obstet Gynecol, 1982, 144 (6):706 - 708.

3. Read JA, Miller FC. Fetal heart rate acceleration in response to acoustic stimulation as a measure of fetal well-being [J]. Am J Obstet Gynecol,1977, 129 (5): 512 - 517.

4. Society of Obstetricians and Gynaecologists of Canada. SOGC Policy Statement: Fetal health surveillance in labour [J]. J SOGC , 1995, 179 (4) : 865 - 901.

5. Liston R, Sawchuck D, Young D, et al. Fetal health surveillance: antepartum and intrapartum consensus guideline [J]. J Obstet Gynaecol Can. 2007, 29 (9 Suppl 4):53 - 56.

6. Haverkamp AD, Thompson HE, McFee JG. The evaluation of continuous fetal heart rate monitoring in high-risk pregnancy [J]. Am J Obstet Gynecol,1976,125 (3): 310 - 320.

7. Smith CV, Nguyen HN, Phelan JP, et al. Intrapartum assessment of fetal well-being: A comparison of fetal acoustic stimulation with acidbase determinations [J]. Am J Obstet Gynecol, 1986, 155 (4): 726 - 728.

8. Parer JT, King T, Flanders S, et al. Fetal acidemia and electronic fetal heart rate patterns: Is there evidence of an association [J]. J Matern Fetal Neonatal Med, 2006, 19 (5): 289 - 294.

9. National Institute of Child Health and Human Development Research Planning Workshop. Electronic fetal heart rate monitoring: Research guidelines for interpretation [J]. Am J Obstet Gynecol, 1997,177(6):1385 - 1390.

10. Graham EM. Petersen SM, Christo DK, et al. Intrapartum electronic fetal heart rate monitoring and the prevention of perinatal brain injury [J]. Obstet Gynecol, 2006, 108 (3):656 - 666.

11. American College of Obstetricians and Gynecologists. ACOG Practice Bulletin. Clinical Management Guidelines for Obstetrician-Gynecologists, No. 70, December 2005 (Replaces Practice Bulletin No. 62, May 2005). Intrapartum fetal heart ratemonitoring [J]. Obstet Gynecol, 2005,106 (6):1453 - 1460.

12. Macones GA, Hankins GD, Spong CY, et al. The 2008 National Institute of Child

Health Human Development workshop report on electronic fetal monitoring: Update on definitions, interpretations, and research guidelines [J]. J Obstet Gynecol Neonatal Nurs , 2008, 37 (5): 510 - 515.

13. Eganhouse DJ, McCloskey JC, Bulechek GM, et al. How NIC describes MCH nursing [J]. MCN Am J Matern Child Nurs, 1996, 21 (5): 247 - 252.

14. Committee on Obstetric Practice, American College of Obstetricians and Gynecologists. ACOG Committee Opinion. No. 326, December 2005. Inappropriate use of the terms fetal distress and birth asphyxia [J]. Obstet Gynecol, 2005, 106(6):1469 - 1470.

15. ACOG committee opinion. Inappropriate use of the terms fetal distress and birth asphyxia. No. 197, February 1998 (replaces No. 137, April 1994). Committee on Obstetric Practice. American College of Obstetricians and Gynecologists [J]. Int J Gynaecol Obstet, 1998, 61(3):309 - 310.

16. ACOG technical bulletin. Fetal heart rate patterns: monitoring, interpretation, and management [J]. Int J Gynaecol Obstet, 1995,51 (1):65 - 74.

第十一章

围生期心理保健

现代心身医学观点认为：从一个受精卵逐渐发育成人，是一个非常复杂的过程，在受孕后的 280 天里，胎儿每天都要进行着复杂的分化、合成与生长，一个胎儿的发育把人类几十万年的繁衍过程浓缩在 280 天里，这 280 天成就了一个有情感、有思维、身心健全的人，这是一件非常不容易的事。

妊娠分娩虽然是育龄妇女的一种正常、自然的生理现象，但作为不寻常的生活事件，怀孕及分娩对孕妇来说构成了一个强大的心理应激源，使孕产妇在经历怀孕、分娩、产后恢复及哺乳婴儿等一系列的应激反应，心理和生理的变化交织在一起，形成了孕产妇独特的复杂多样的心理特点和心理问题。

孕妇积极的心理反应有利于胎儿发育和分娩过程，而负性心理反应会使心理活动失衡，导致神经活动和内分泌失调，影响妊娠结局及母儿的安危。所以围生期是对心理防御机制的重大挑战，注意围生期的心理状态，注重身心护理是医护工作者不容忽视的工作，如护理不当将会影响两代人的身心健康。

随着围生医学的发展，也由于社会环境的改变及多种因素的影响，人们对于孕产妇及家属的心理状态越来越关注。对于夫妇来说，能顺利分娩并拥有一个健康的孩子至关重要，这就要求产科的医务人员为孕妇提供高质量、高水准、全方位的医疗服务。

所谓孕产妇心理是指妇女在妊娠、分娩及产后的感觉、知觉、记忆、思维、意志、性格及情感等。孕产妇的心理状态是复杂的,既有将做母亲的喜悦,又有面对生产的焦虑、忧愁情绪,以及对产后喂养、孩子健康等问题的担心,这种复杂和矛盾的心情必然会从心理和情感上表露出来。针对孕产妇及家属的心理状态给予相应干预,对于孕妇顺利分娩具有极其重要的意义,且对减少产后抑郁症的发生影响甚大。

针对孕妇在怀孕的不同阶段可能遭遇的心理问题,我们在实际工作中开展了一系列的心理护理和心理干预,帮助她们健康度过这生命中的特殊而有意义的阶段。

一、围生期心理状况及应对

(一)孕前心理状况及应对

1. 孕前心理特征

1)生男生女的担忧

生男生女一直是困惑许多年轻夫妻乃至双方老人的一个问题。毕竟社会上还存在重男轻女的现象,男女不平等现象在某些方面还是存在,传宗接代的文化影响还是存在,多数家庭只生一个孩子,有些年轻夫妻在怀孕前就非常关心胎儿的性别。生怕孩子的性别不能满足自己的愿望,不能满足双方父母的愿望。

2)十月怀胎的担忧

胎儿在母亲子宫里生长发育是一个漫长的过程,怀胎过程会使母亲的体形改变,情绪改变,睡眠改变,饮食改变,会出现便秘、下肢抽筋、静脉曲张等生理变化。而且怀孕还会使女性优美的曲线消失,随着胎儿的日长月大,母亲臃肿的身材,皮肤指纹的出现,面部褐色斑或雀斑都会使女性俏丽的容颜不在,影响女性的心态,进而害怕怀孕生育。

3)胎儿健康的担忧

随着优生优育的普及,随着产前检查的普及,随着人们对孩子质量要求的提高,年轻夫妇在准备生育孩子时,常常有无尽的担忧。如担心遗传性疾病,担心环境有害物殃及胎儿,担心胎儿出生后是否聪明健康,担心怀孕过程是否顺利,从而顾虑怀孕。

4)对工作影响的担忧

随着胎儿的日长月大,孕妇的体形会越来越臃肿,对生活和工作的影响也越来越大,有时需要调换岗位或减轻工作量。加上分娩和产后哺乳需要离开原来的岗位一段时间,以及工作岗位的竞争,有些女性就会担忧生育后自己能否再胜任原来的工作,能否回到原来的岗位等,从而不想怀孕。

5）对业余活动影响的担忧

孩子的成长需要父母花费很大的心血,需要牺牲很多的个人时间。喜欢业余活动的年轻夫妇,生育孩子后自己的业余活动就会受到很大的影响,从而不想怀孕。

2. 应对及干预措施

1）孕前体检与咨询

孕前检查是指夫妻准备生育之前到医院进行身体检查,以保证生育出健康的婴儿,从而实现优生。男士孕前检查和女士一样重要。男女双方都需做孕前检查,以确保正常怀孕和生育健康的宝宝。

孕前有一次全面体检的机会,可以发现暂时不能结婚的疾病,如传染性肝炎、结核病、性传播疾病、精神病、包茎、尿道下裂、处女膜闭锁等严重疾病,必须经过治疗,待病情稳定后再怀孕。目前遗传病有数千种,大部分还没有根治的办法。通过孕前体检可以及时发现男、女本人或双方家系中患遗传病的情况,并根据患者的具体情况进行优生指导。通过婚检可以了解男女双方的健康状况、精神状态及有关个人和家族先天性疾病、遗传性疾病的情况,以便从发现的问题中有针对性地进行宣传指导,提出指导具体生育的建议。

心理咨询也是孕前不能忽略的一环,准父母在孕前多向医务人员咨询并得到他们的指导,阅读有关妊娠知识的书籍,了解相关怀孕的知识,增加有关自我保健措施等。

2）为人父母的信心准备

生育一个孩子涉及怀孕、分娩、喂养、教育等多方面,每个方面都需要父母倾心付出。准父母是否已经从物质和精神两方面做好了准备,是否有信心和能力来生育和抚养孩子。

3）生一个健康孩子的心理准备

一旦年轻的、新婚的夫妻准备生育孩子,准父母应该做好各方面的准备,包括生殖知识的准备、性知识的准备、孕育知识的准备、遗传知识的准备、环境与优生知识的准备、孕产知识的准备、孕妇和婴儿营养知识的准备、夫妻体质的准备、孕妇的心理准备和一定的物质准备。做到孕前夫妻关系和睦,夫妻体质健康,生育孩子是夫妻的共同愿望,夫妻需要共同掌握一定的孕育和保健知识。

4）对孩子性别的准备

生男生女都是夫妻爱情和婚姻的结果。随着社会的进步,人们对性别的重视越来越轻,社会分工中男女性别差异也越来越小。对胎儿的性别保持一种自然豁达的心态。再说,人类自身的生态平衡需要有男有女,孩子属于社会,孩子不是父母的私有财产。

5）为孕育健康孩子而有所限制的准备

为了健康孕育下一代,未来的父母必须做出的种种牺牲：安全的饮食,避开辐射源,注意休息,不过于疲劳。而未来父亲要经常在家陪伴妻子,安慰和帮助妻子,不能像以前那样随意地安排自己的业余生活,要考虑孕妇的感受。在孩子出生后,产妇更要把自己大量的精力投入到对孩子的照顾中。此时,丈夫也要帮助妻子一起做家务和照顾孩子,作为父亲也需要牺牲更多的私人的时间和空间,与妻子一起照料孩子。做好有得有失的心理准备。

二、妊娠各期心理状况及应对

一般来说,孕妇在早孕、中孕、晚孕、分娩、产后各阶段都会产生一些情绪波动。

（一）早孕阶段

1. 早孕阶段孕妇心理状况及应对

受孕初期,准妈妈无明显生理上的变化,但心理上会发生一些变化。据统计,怀孕的头三个月情绪最不稳定,包括怀孕是在计划内的还是意外,生活习惯和计划的打破与调整,各种各样的妊娠反应,都会影响到孕妇的情绪。因此,怀孕妈妈的情绪在几秒钟之内,从极度兴奋跌落到异常沮丧,并不令人意外。约半数妇女开始出现头晕、乏力、食欲不振、喜食酸食、厌油、恶心、晨起呕吐等症状,称早孕反应。早孕反应多于妊娠 12 周左右自行消失。此阶段的孕妇应从事自己喜爱的活动,如看书、看电视、听音乐、散步等。可以进行放松或适度宣泄情绪的活动。最重要的是,要想减轻孕妇这些心理负担,最主要的责任就落在丈夫身上。丈夫要善待妻子,不仅在身体上照顾好她,为她分担家务,陪她上医院检查,还应该关心她心理上的变化,在她担心时安慰她,陪伴她,为她解闷。另外,双方的父母亲也要善待儿媳（或女儿）,为她添加营养,分担家务,帮她渡过难关。家人面对怀孕妇女心情的变化,第一步就是,接受她,分享她的幸福与烦恼,这样有助于使怀孕妈妈保持好心情,排除一些不必要的焦虑,从负面的状态中走出来。

2. 孕吐反应与心理干预

妇女怀孕后心理变化和生理变化交织在一起,形成了孕妇特有的行为、体征以及独特的心理应激反应。孕妇体内除雌激素、孕激素发生改变外,其肾上腺皮质激素分泌的亢进,自主神经系统功能的紊乱及血中人绒毛膜促性腺激素水平的急剧上升,导致妊娠呕吐反应的发生,呕吐剧烈者不能进食,以致引起脱水及酸中毒,重者肝、肾功能受损,危及孕妇生命,甚至需终止妊娠。

从心理学角度观察,孕妇的情绪较为低落,易受激惹,易出现焦虑,不佳性格和心理状态往往是妊娠呕吐的主要诱因。

对孕吐反应剧烈的孕妇,医护人员除了对症处理缓解孕吐症状外,心理疏导也可以起到很重要的作用,如创造良好的治疗环境,讲解妊娠剧吐与情绪的关系,消除患者及家属紧张、焦虑等不稳定的情绪,明白此症状一般在 3 个月后会逐渐好转、消失,让孕妇看到希望。

(二)中孕阶段

1. 中孕阶段孕妇心理状况及应对

孕 3 个月后,子宫开始高出骨盆腔,腹部开始膨隆;乳房受雌激素、孕激素的影响,逐渐变大,孕妇自觉乳房胀痛及乳头疼痛,乳头及周围皮肤着色加深。随着早孕反应的消失,孕妇的心情会变好。当孕妇开始感觉到胎动时,会使准妈妈感到异常激动,开始有了与胎儿感情交流、互动的感觉。而烦恼也接踵而来:胎儿到底长得怎么样?会不会有发育异常?尤其是高危孕妇,会更显得忧心忡忡,所以在作唐氏综合征筛查、等待羊水穿刺或 B 超畸形筛查的日子里,大多数孕妇会惴惴不安,直到所有的检查结果都过关后,孕妇才会放下心来,安心享受怀孕的过程。

每次产前检查,医护人员除了关注孕妇的生理健康及宫内胎儿的生长发育外,对孕妇的心理变化也同样要关注。应当告诉孕妇:妇女怀孕后因内分泌的变化和胎儿生长发育的关系,必然会出现一些生理反应和体形变化。许多生理反应都是一过性的,只要充分休息,放松心情,适当处理,这些不适都会逐渐消失。有些生理反应随着分娩后也会消失,如妊娠血压升高,血糖升高。至于体形的变化也是随着产后适当的体育锻炼,体形会恢复如初。而妊娠纹多半在产后半年会逐渐消失,不必多加烦恼。如果对怀孕后各种生理反应和体型变化不清楚,可以找产科医生咨询。

怀孕过程并非一帆风顺,虽然绝大多数人都能够顺利度过,但风险和意外也是存在的。这些异常情况,一旦发生都会给孕妇、产妇、家庭带来很大的,有时甚至是灾难性的打击。因此,孕期开展健康教育课程包括集体心理干预课程,让孕妇及家属掌握妊娠中期相关知识,结合自己的情况,做好意外事件发生的心理准备是很有必要的。既不要因为妊娠风险的存在而战战兢兢,也不要当风险来临时手忙脚乱、惊慌失措,做到有充分的信心对待妊娠中可能存在的风险和异常。

2. 心理疾病的准备

心理疾病与生理疾病都是个体不能适应环境变化而造成的。怀孕是所有准备生育女性必须面对的一件事。有些心理不够健康的女性在怀孕后,许多问题会成为她们的心理负担,贯穿整个怀孕乃至分娩和哺乳过程。如果这些心理上的负担不能很快解决,累积到一定程度就会产生心理疾病,常见的有焦虑障碍和抑郁障碍。对于心理疾病需要通过心理咨询或精神科医生的诊治,心理疾病与生理疾病一样,都是引起人们不舒适的状态,治疗起来并不困难,不必担心心理疾病是见不得人的疾病,完全不必讳疾忌医。

因此,在妊娠中期,可以通过产前教育课程,让孕妇做一些焦虑、抑郁情绪测定表,对有焦虑、抑郁倾向的孕妇及时进行心理疏导,降低产后抑郁症的发生概率。

(三)晚孕阶段孕妇心理状况及应对

进入孕晚期以后,孕妇子宫极度膨胀,各器官、系统的负担也接近高峰,因而,孕妇心理上的压力也更大。由于体型变化和运动不便,孕妇心理上产生了一些变化,有许多孕妇会产生一种兴奋与紧张的矛盾心理,从而导致情绪不稳定、精神压抑等心理问题,甚至会因心理作用而自感全身无力,即使一切情况正常,也不愿活动。由于临近预产期,孕妇对分娩的恐惧、焦虑或不安加重,对分娩"谈虎色变"。担心发生临产先兆时来不及到医院,因而稍有"风吹草动"就赶到医院,甚至在尚未临产,无任何异常的情况下,缠住产科医生要求提前住院。所以,孕晚期心理干预应注意以下问题。

1. 了解分娩原理及有关科学知识

克服分娩恐惧,最好的办法是让孕妇自己了解分娩的全过程以及可能出现的情况,对孕妇进行分娩前的有关训练。许多地方的医院或有关机构均举办了"孕妇学校",在怀孕的早、中、晚期对孕妇及其丈夫进行教育,专门讲解有关的医学知识,以及孕妇在分娩时的配合要领。这对有效减轻心理压力,解除思想负担以及作好孕期保健,及时发现并诊治各类异常情况等均大有帮助。

2. 不宜提早入院

毫无疑问,临产时身在医院,是最保险的办法。可是,提早入院等待也不一定就好。首先,医疗资源的配备是有限的,如果每个孕妇都提前入院,医院不可能像家中那样舒适、安静和方便;其次,孕妇入院后较长时间不临产,会有一种紧迫感,尤其看到后入院的孕妇已经分娩,对孕妇也是一种刺激。另外,产科病房内的每一件事都可能影响孕妇的情绪,这种影响有时候并不十分有利。所以,孕妇应稳定情绪,保持心绪的平和,安心等待分娩时刻的到来。不是医生建议提前住院的孕妇,不要提前入院等待。

3. 做好分娩准备

分娩的准备包括孕晚期的健康检查、心理上的准备和物质上的准备。一切准备的目的都是希望母婴平安,所以,准备的过程也是对孕妇的安慰。如果孕妇了解到家人及医生为自己做了大量的工作,并且对意外情况也有所考虑,那么,就说明孕妇已经完全做好了分娩的有关准备工作。

孕晚期以后,特别是临近预产期时,孕妇的丈夫应作好准备,使妻子心中有所依托。

三、临产前心理状况与应对

女性怀孕后,往往是喜忧参半,喜来源于对孕育一个小生命的期待,而忧虑更多的是对分娩的恐惧。怀孕的女性最担心的事情莫过于分娩了,人对疼痛的耐受性是有差异的,人对疼痛的态度,人对产生疼痛情境的认识,都会影响对疼痛的感受。

一个胎儿从比它小好多的产道娩出时,产妇会有挤压、疼痛的感觉。但那是自然的安排:宫缩不断,子宫颈逐渐张开,让孩子顺利地通过产道。即使有些疼痛,也是在能忍受的极限之内,所以并不像有些母亲讲的那么可怕。

为了帮助孕妇更好地度过分娩关,产前教育尤其重要。孕妇应接受定期产前检查、学习分娩知识,懂得分娩过程,配合宫缩的节奏,从心理上树立“分娩无痛苦”的信念,丈夫也应接受教育来安慰妻子,再加以人性化的助产方式,以保证正常分娩。另外,现在有多种镇痛、减痛分娩方式,确实可使孕妇免受分娩的痛苦。即使在出现分娩困难时,也可采用多种措施,包括剖宫产,使孩子顺利出生,所以孕妇不必对分娩产生过分恐惧的心理。

以下措施有助于帮助孕妇减轻对分娩的恐惧心理。

(1)把对分娩的恐惧转移到其他方面:这是“船到桥头自然直”的想法。不要把分娩当作一件严重的事情来考虑,生活中避免和家人谈论分娩这个话题,也不要听过来人的分娩经验。这样做可以暂时转移对恐惧的注意,但不能从根本上消除对分娩的恐惧。

(2)正视分娩的恐惧:与家人反复讨论分娩的事情,将各种可能遇到的问题事先想清楚,同时找出对每个问题的解决方法。做好分娩前的物质准备,这样就不会临时手忙脚乱,也会帮助孕妇稳定情绪。

（3）掌握与分娩有关的知识：人的恐惧大多是由于缺乏科学知识、胡思乱想而造成的。有的学者说："愚笨和不安产生恐惧,知识和保障能拒绝恐惧。"有的学者进一步指出"知识完全的时候,所有恐惧将统统消失"。所以,在怀孕期间,建议孕妇看一些关于分娩的书,了解了整个分娩过程后,就会以科学的头脑去取代恐惧的心理。这种方法不但效果好,而且还可增长知识。

四、产时心理状况与应对

分娩时孕妇进入产房,与家属分离,在陌生环境,再受其他产妇的分娩影响,大多感到焦虑不安,而导致精神紧张、恐惧、焦虑、无助等情绪。紧张恐惧可使体内促肾上腺皮质激素、皮质醇、儿茶酚胺、内啡肽增高,导致子宫收缩乏力,发生滞产、难产、产后出血率增加。紧张情绪还能导致胎盘血流量减少导致胎儿宫内缺氧发生。

对上述情况的应对措施有：

（1）导乐陪伴分娩和家庭化病房：这是分娩时心理干预措施中最有效的方法,医护人员陪伴产妇分娩,及时用热情的态度及肯定的语气鼓励产妇,同时适当运用肢体语言如抚摸、按摩等,可使产妇消除顾虑、减少紧张情绪,增加信任感;另外,丈夫和家人的陪伴,可消除产妇紧张孤独心理,增加其安全感。

（2）镇痛分娩技术的应用：目前最常用的是椎管内注药镇痛法,即在产妇出现规律宫缩时给产妇在硬膜外注射小剂量局部麻醉药及微量镇痛药,使产妇身体部分失去知觉,从而收到减轻产痛的效果,是目前国内外麻醉界公认的镇痛效果最可靠、使用最广泛、最可行的镇痛方法,其镇痛有效率达95%以上。

五、产褥期心理特点及干预

产妇在产褥期的心理状态对其在产褥期的恢复及哺乳都有重要影响。一般来说,产褥期产妇的心理是处于脆弱和不稳定状态,其与产妇在妊娠期的心理状态,对分娩经过的承受能力,环境以及包括对婴儿的抚养、个人及家庭的经济状况等社会因素均有关。分娩后,多数产妇感到心情舒畅,然而,具有内向型性格、保守和固执的产妇,其依赖性、被动性、忧郁和缺乏信心较为明显。其中部分产妇在产后可进一步发展成为产后郁闷、焦虑等,即所谓的产后忧郁综合征。主要表现为以哭泣、忧郁和烦闷为主征的精神障碍。发病原因尚不清楚,主要是社会心理性的,其中夫妻间的关系及个人性格至关重要。所以,社会心理上的护理,特别是丈夫、家庭对产妇的支持和关怀是最重要的。

六、妊娠与抑郁

抑郁症是常见的精神障碍,根据流行病学研究资料,女性患病率是男性的两倍,女性患抑郁症的高发年龄在 20～40 岁,此时正是女性生育和激素改变高峰期,性激素改变更易发生抑郁症,孕产妇因为妊娠分娩致性激素变化而成为抑郁症高发人群。产后抑郁症不仅影响孕、产妇自身的健康及婚姻家庭,还会对母婴关系,对婴幼儿的情绪、行为、智力、认知能力的发展带来不良影响,严重者甚至有伤害婴儿及自杀的倾向。

(一)定义

产后抑郁症是产后 4 周内发生的抑郁发作,在症状学方面与非产后抑郁发作无明显差别。产后抑郁症病情波动、情绪不稳更加常见,并常有严重的焦虑、惊恐发作和哭泣。

(二)病因

产后抑郁症的病因迄今未明,主要归纳为生物学和心理学两个方面。

1. 生物学因素

(1)雌、孕激素:分娩前孕酮及雌激素达到最高生理水平,产后随着胎盘的剥离,雌、孕激素迅速下降,造成产妇体内激素水平突然失衡,内环境的不稳定改变了中枢神经系统儿茶酚胺的浓度,尤其边缘系统肾上腺素、去甲肾上腺素、多巴胺受体的浓度,这些神经递质功能紊乱与抑郁症的发病有关。

(2)催乳素:催乳素能抑制性腺对促性腺激素的反应,反馈抑制雌、孕激素水平,影响上述神经递质的分泌,造成抑郁。

(3)催产素能使女性更敏感,容易产生抑郁症。另外,可的松、抗利尿激素等的改变也可能参加参与了产后抑郁症的发病,但机制尚不清楚。

2. 社会心理学因素

产后抑郁症与社会心理因素密切相关,主要体现在以下几个方面。

(1)背景因素:社会经济地位低,初产妇、非计划妊娠。

(2)产科因素:高危妊娠、不良孕产史、剖宫产、难产。

(3)生活应激事件:家庭成员失业、重病、失去至亲等。

(4)婚姻关系不佳。

(5)缺乏支持:配偶、家庭、朋友支持减少。

(6)个人及家庭精神病史。

(7)人格基础:压抑、适应不良等心理易感因素。

（三）临床表现

典型的产后抑郁通常于产后 2 周内发病,产后 4～6 周逐渐加重,有 25%～50%的患者可持续至产后 6 个月甚至更长。通常有失眠,焦虑,烦躁,情绪低落,不明原因的哭泣,易怒,对生活失去信心,自我评价下降,出现与家人、丈夫关系不协调等心理社会功能下降的表现,还可伴有恶心、头晕头痛、胃部烧灼、呼吸心率加快、泌乳减少等躯体症状,严重者甚至有伤害婴儿及自杀倾向。

（四）诊断

由于缺乏特异性的实验室或影像学依据,目前对产后抑郁症的诊断主要依靠病史特点,临床表现及各种筛选、诊断量表。产后抑郁症的发生与许多危险因素有关,涉及生理、心理及社会因素,特别是妊娠期的抑郁、焦虑情绪与产后抑郁症的发生有密切联系。对于有这些危险因素的孕产妇应该在产前及产后早期接受抑郁症的常规筛查。

1. 筛查

目前国际上对产后抑郁症的筛查多使用各种自评量表,其中最常用的包括爱丁堡产后抑郁量表(Edinburg postnatal depression scale, EPDS),爱丁堡产后抑郁量表是 1987 年由 Cox 等人编制的用于产后抑郁筛查的量表,于产后 6 周进行评估,其包含 10 个项目,分别涉及乐趣、心境、自责、焦虑、惊恐、应对能力、睡眠障碍、悲伤、哭泣、自伤等。其测量内容以主观情绪体验为主,仅保留 1 项躯体症状,可排除产妇分娩后正常躯体症状的干扰。国内推荐的界限值为 EPDS 得分≥9 分。EPDS 不仅可用于产后抑郁的筛查,目前也被用于孕期筛查可能患有抑郁的孕妇,还可用于产后的早期阶段(1 周内)进行对产后抑郁发病的预测。EPDS 得分的高低还被认为能真实反映抑郁的严重程度,13 分为筛查严重抑郁者,9 或 10 分适用于轻或中度抑郁的筛查。

爱丁堡产后抑郁量表内容如下。

(1) 我能看到事物有趣的一面,并笑得开心

(0 分)同以前一样

(1 分)没有以前那样多

(2 分)肯定比以前少

(3 分)完全不能

(2) 我欣然期待未来的一切

(0 分)同以前一样

(1 分)没有以前那样多

（2分）肯定比以前少

（3分）完全不能

（3）当事情出错时，我会不必要地责备自己

（0分）没有这样

（1分）不经常这样

（2分）有时候这样

（3分）大部分时候这样

（4）我无缘无故感到焦虑和担心

（0分）一点也没有

（1分）极少有

（2分）有时候这样

（3分）经常这样

（5）我无缘无故感到害怕和惊恐

（0分）一点也没有

（1分）不经常这样

（2分）有时候这样

（3分）相当多时候这样

（6）很多事情冲着我来，使我透不过气来

（0分）我一直都能应付得好

（1分）大部分时候我都能像平时那样应付

（2分）有时候我不能像平时那样应付得好

（3分）大多数时间我都不能应付

（7）我很不开心，以至于失眠

（0分）一点也没有

（1分）不经常这样

（2分）有时候这样

（3分）大部分时候这样

（8）我感到难过和悲哀

（0分）一点也没有

（1分）不经常这样

（2分）相当时候这样

（3分）大部分时候这样

（9）我不开心，甚至要哭

(0 分)没有这样

(1 分)偶尔这样

(2 分)有时候这样

(3 分)大部分时候这样

(10) 我想过要伤害自己

(0 分)没有这样

(1 分)很少这样

(2 分)有时候这样

(3 分)相当多时候这样

2. 诊断标准

产后抑郁比较明确的诊断标准是美国精神病学会在《精神疾病的诊断与统计手册》(DSM－Ⅳ)中制订的：在产后 4 周内发病，具备下列症状的 5 条或 5 条以上，必须具备①或②条，且持续 2 周以上，患者自感痛苦或患者的社会功能已经受到严重的影响。症状包括：

(1) 情绪抑郁。

(2) 对全部或多数活动明显缺乏兴趣或愉悦。

(3) 体重显著下降或增加。

(4) 失眠或睡眠过度。

(5) 精神运动性兴奋或阻滞。

(6) 疲劳或乏力。

(7) 遇事皆感毫无意义或有自罪感。

(8) 记忆力减退或注意力涣散。

(9) 反复出现死亡或自杀想法。

3. 鉴别诊断

产后抑郁症需要与产后心绪不良及产后精神病相鉴别。

1) 产后心绪不良

产后心绪不良(postpartum blues)是产褥期最常见的精神障碍，发生率非常高，可达 50%～85%。它是情绪应激反应增高的短暂状态，一般在产后 1 周内发病，3～5 天症状达最高峰，10 天后可缓解，病程有自限性，无需药物治疗，表现为不明原因的哭泣、悲哀、易怒、不安、注意力不集中、食欲下降等。产后心绪不良的严重程度与产后抑郁症的发生呈正相关，约有 1/5 的产后心绪不良会发展为产后抑郁症。

2) 产后精神病

产后精神病(postpartum psychosis)的发病率为 0.1%~0.2%,通常于产后 2 周内发病,起病急骤,常出现严重的行为紊乱,思维散漫,幻觉,错觉,有伤害婴儿及自杀倾向。由于产后精神病可能造成的严重后果,所以通常需要住院治疗,严重的病例可使用电抽搐治疗。

(五) 治疗

目前对产后抑郁症的治疗主要包括一般教育及基础照顾、心理干预治疗、抗抑郁药物治疗、激素治疗及其他辅助治疗方法。选择何种治疗方法主要取决于其症状的类型及严重程度,并需综合考虑其疗效及可能对母儿造成的不良影响。

1. 一般教育及基础照顾

对于一些轻度抑郁的患者,对其进行一些必要的孕期、分娩及产后健康知识的宣教能消除其恐怖紧张情绪。与抑郁症患者接触的医务人员应重视患者精神上的需要,利用一切机会倾听患者的特殊经历,并给予必要的帮助;导乐分娩,产后家庭随访,鼓励有抑郁症状的母亲接受正规治疗等都有助于预防抑郁症的发生,并改善孕产妇的精神状态。

2. 心理治疗

心理治疗的适用范围比较广,对一些轻型的、无功能损害的患者可单独使用心理治疗;对重症抑郁患者也可作为辅助治疗手段。对哺乳期拒绝使用抗抑郁药物的患者特别有帮助。目前应用于产后抑郁症的心理治疗主要包括个体治疗、集体治疗、夫妻治疗及母-儿互动治疗。

比起正规的心理治疗,一些短程的心理疗法由于更易操作、更经济且疗效显著而被广泛应用,其中认知行为治疗是被应用最多的短程治疗,且疗效优于其他疗法。

3. 抗抑郁药物治疗

目前抗抑郁药物主要包括三环类抗抑郁药(TCAs),如米帕明、氯米帕明、阿米替林、多塞平等;选择性 5-HT 再摄取抑制剂(SSRIs),如氟西汀、舍曲林、帕罗西汀、西酞普兰等;以及 5-HT 和 NE 再摄取抑制剂(SNRIs),如博乐欣、怡乐思等。而用于产后抑郁的多为 SSRIs,因其不良反应少且耐受性好而应用相对较多。

目前认为哺乳期妇女应用抗抑郁药物可能对婴儿带来不良反应,但也需考虑未治疗的抑郁对婴儿带来的不良影响。如果母亲的抑郁症状严重,那么非三环类药物,舍曲林、帕罗西汀可作为较安全的第一线治疗药物;若母亲的抑郁症状较轻,顾及药物可能造成的不良反应,可选用其他治疗方法,如心理治疗等。

但因为顾虑到对后代可能造成的不良影响,抗抑郁药物是否应该被应用到妊娠期及哺乳期仍存在争议。

4. 激素治疗

产后抑郁的发生与产后体内性激素水平的急剧下降有关,雌激素已被证实对治疗产后抑郁有效,相反,孕激素的疗效目前仍不确定。

目前认为对于血雌激素水平低的产后抑郁症的患者应用 17β-雌二醇,能快速减轻抑郁症状。

5. 其他辅助治疗

目前有研究认为光疗对治疗产前抑郁有效,孕妇在每天早晨接受 1 小时的光疗,5~10 周后可表现出显著的疗效,且与抗抑郁药物的疗效相似。其中除 1 例被发现有轻度躁狂外,无其他不良反应,其作用机制可能是光照改善了人体生物钟的功能。

产生抑郁症大部分病人预后较好,症状缓解,社会和职业功能恢复;约 1/4 会出现复发,成为复发性抑郁症,早期识别和早期干预,是预防产后抑郁加重、造成严重后果的根本办法。

（六）展望与思路

"十月怀胎,一朝分娩",这虽是人类繁衍的自然规律,但是随着妊娠、分娩带来的生理、心理各方面发生的变化,孕产妇或多或少地会出现焦虑、抑郁等不良心理状态,增加母婴的高危程度。这就需要医务人员对孕产妇加强健康教育,最大限度地保证母婴的身心健康。

1. 加强围生期心理保健

健康教育是指将一切影响个人、社会、种族的健康习惯、态度及知识的经验总和,通过信息传播和行为干预,帮助个人和群体掌握卫生保健知识,树立健康观念,自愿采纳有利于健康的行为和生活方式的教育活动和过程。健康教育作为孕期保健的内容之一正式列入上海市孕产妇保健工作规范中,分娩医院都需建立孕妇学校,但目前并未将心理护理作为独立课程,随着围生医学服务模式的转变,孕产妇及胎婴儿会由病人转变为是需要帮助和保护的特殊生理阶段的人群,将医学干预转变为保健、支持,将单纯医疗转变为生理、心理全面保健。

2. 提高医护人员素质

良好的医患关系是做好心理护理和提高治疗依从性的前提,也是心理护理取得成效的关键,所以培养一支高素质的医疗队伍尤为关键。

医护人员礼貌、热情地接待患者,主动与患者沟通,了解患者的感觉,设身处地地为患者着想,真诚地给予心理安慰,能使孕妇不良情绪得到一定程度的缓解。良好的医疗技术更能给孕妇足够的信心,使整个妊娠分娩过程有条不紊地完成。

3. 建立三级预防制度

针对孕产妇的心理问题,建立"三级预防"。一级预防是以心理保健和护理为主;二级预防是开展孕期心理疾病筛查,早发现,早干预;三级预防以心理干预治疗为主。

（陈　焱）

参考文献

[1] 徐利利. 对孕产妇实施心理护理干预在产时保健中的作用[J]. 中国医疗前沿,2011,6:84 - 85.

[2] 陆建华. 孕妇心理特征及心理指导调查结果分析[J]. 现代康复,2000,3:437 - 438.

[3] 段涛,丰有吉,狄文. 威廉姆斯产科学[M]. 济南:山东科学技术出版社,2001:225.

[4] 陈焱,汤月芬,漆琨,等. 孕期和产后焦虑、抑郁的随访及社会心理因素分析[J]. 上海医学,2006(2):85 - 88.

[5] 李贤芬,苗云,陈稀. 孕期焦虑与抑郁情绪调查及相关危险因素分析[J]. 齐鲁医学杂志,2010,3(3):228 - 231.

[6] 马宏,张一,王秀东,等. 心理行为干预对高危妊娠孕妇妊娠结局和负性情绪的影响[J]. 中华行为医学与脑科学杂志,2012,21(9):813 - 816.

[7] 杨婷,合浩,冒才英,等. 孕妇产前抑郁焦虑的危险因素[J]. 中国心理卫生杂志,2015(4):246 - 250.

[8] 勤英,裴小龙. 孕妇心理状况调查及分析[J]. 中国民康医学,2009,21(9):1044 - 1044.

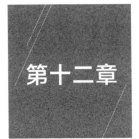

第十二章

产时产后保健

随着社会的发展、文明的进步,越来越多的家庭对计划分娩中优生优育愈加关注。每个妇女在历经妊娠前、妊娠期、分娩期、产褥期到哺乳期的整个阶段中,都经历着无论是生理或是心理的多重变化和压力,做好不同时期的保健工作,是影响母婴健康安全的关键,产时及产后保健也是其中不可或缺的部分。

一、产时保健

分娩是一个正常、自然的过程,产妇和胎儿都具有潜力能主动参与并完成分娩过程。分娩同时也是女性一生中最重要、最需要照顾的特殊时期,心理、生理上极度虚弱,需要医护人员对产妇进行充分有效的指导,以促进产妇身心健康,保障母婴安全。

(一) 产时保健概述

现代医学的发展和住院分娩的实施,有效地降低了孕产妇的死亡率。由于在院分娩提高了消毒隔离措施,加强了产程的观察,着重对各种产后并发症如产后出血的预防,故而使妊娠结局有了明显的进步。但是,过去 20 年来,随着住院分娩的实施,分娩处理越来越医疗化,产程中过多地采用不必要的干预措施,以及剖宫产率的上升,使分娩的正常性和自然性遭到破坏,以产妇为主体的分娩过程改变为以医生为主体、以产妇为对象的医疗过程。待产室和产房的严格消毒制度,使得产妇与家人隔离开来,产妇接触的只有陌生的医务人员,得不到家人的陪伴和鼓励,不少研究都证实,因为这种状态产生的分娩困难和产程延长的情况明显增多,影响了母婴安全。20 世纪 70 年代末过多的医疗干预和剖宫产率的上升一时成为世界性的趋势。如何切实有效地利用医疗干预,已成为当前产时保健服务关注的问题。

(二) 不适当的产时保健

自 20 世纪 70 年代末,欧洲一些国家即对产时服务中各种常规护理、检查及处理技术诸如灌肠、剃毛、肛查、禁食、静滴、电子监护等进行了大量的对照研究,证实了许多措施是不必要的也是产妇不喜欢和不需要的。毫无医学根据地采用手术分娩方法代替阴道自然分娩的情况,不仅无谓地增加了医疗保健资源的消耗,还对母婴短期及长期健康带来影响。有研究表明,剖宫产对母亲及新生儿都有一定的近期危害。剖宫产时,由于人为地娩出胎儿,使其受到大气压的刺激,使胎儿容易发生羊水或胎粪吸入出现特发性呼吸窘迫综合征;而产妇产后出血发生率为阴道分娩的 1 倍,产后感染率为阴道分娩的 10～20 倍,孕产妇死亡率为阴道分娩的 5 倍。因此,医护人员尽量不要在妊娠、分娩、产褥期进行常规干预,不要随意无科学指征地进行操作。

(三) 产时保健新模式

随着医学模式的转变,产时保健服务模式也发生了巨大的变化,英国卫生部1994 年提出了改变产时服务模式的要求;1996 年 1 月,WHO 提出"正常分娩监护实用守则",对产时保健服务模式提出新的要求。产时保健服务模式逐渐从以医生为中心转变为以产妇为中心,服务模式的转变直接关系到母婴安全。

1. 导乐陪伴分娩

导乐陪伴分娩是美国克劳斯医师(Klaus)倡导的,是指一个有生育经验的妇女在产前、产时及产后给孕产妇以持续的生理上的支持、帮助及精神上的安慰鼓励,由受过训练的非医务人员妇女 Doula 来陪伴和支持母亲分娩。Doula 陪伴分娩使产妇在生产过程中感到舒适、安全,从而顺利度过分娩期。导乐分娩技术强调产时保健,它通过提供家庭化环境,以及产程中专职导乐陪伴,为产妇提供生理和心理上的支持,减少不必要的医疗干涉,使产妇在自然的状态下顺利分娩。这种方法能有效减轻产妇疼痛,缩短产程,降低剖宫产率,减少并发症的发生,有利于母亲健康。有研究表明,导乐陪伴分娩可使第一产程平均缩短 2 小时,剖宫产率降低 50%,催产素使用率减少 40%,镇痛药使用率减少 30%,产钳助产率减少 40%，硬膜外麻醉减少 60%。但专职导乐人员只管陪产，产程监测及处理仍由医护人员按常规处理，导乐人员是产妇与医务人员之间的桥梁，一旦发现异常情况立即与医生联系及时处理。Doula 陪伴分娩服务模式是以产妇为中心，能满足产妇在分娩过程中独立与依赖的需求，充实了给予产妇感情支持与身体帮助的内容，改变了以医师为中心的产时服务模式。

2. 一对一责任制全程陪伴助产

一对一全程责任制陪伴助产是一种全新的产时服务适宜技术和围生保健服务模式，即助产师实行弹性上班制，由 1 名助产师专门为 1 名产妇提供全过程（宫口开大 2 cm 至产后 2 小时）、全方位（生理、心理、精神、生活）的服务，以达到母婴健康的目的。这种服务克服了传统助产模式的弊端，吸取了导乐分娩的精华。

一对一责任制助产由责任到岗改变为责任到人。责任到人，首先有利于产科质量提高。长时间与产妇相处及产妇对助产师的依赖性从情感上激发助产师的责任感；从工作要求上调动助产师的责任感，从而使得服务热情、周到、细心，使得产程观察仔细、严密；其次有利于质控管理。产妇的产程质量就是该助产师的工作质量，为质控量化提供了科学依据。再次，从深层次讲，责任到人为产房管理引进竞争机制创造了条件，良性竞争心理促使助产师努力提高自身素质和技术水平。

另外，一对一责任制助产可保证产程观察和分娩的完整性、连续性，有利于及早发现、及早处理产程异常情况，提高产科质量；可以有足够时间完成导乐陪伴分娩的服务内容和医疗判断及处理，并对产妇进行健康宣教，提供心理护理和生活帮助，促进自然分娩；还可以使医生对产妇医疗诊治进行跟踪管理，增强对病情的了解程度与连续性。

3. 爱母分娩行动

1996 年，WHO、UNICEF 等国际组织根据美国 CIMS（Coalition of Improving Maternity Service）的倡议，提出了爱母分娩行动。这是对实行"以产妇为中心"的产时服务模式的一次全球性推动。有 10 点实施要点：①为所有产妇提供分娩的陪伴者。②为公众提供及普及有关产时服务的操作和程序（包括干预措施的方法和后果）等知识。③提供适合当地风俗文化的监护。④为临产妇提供自由走动和活动的场所，同意产妇自由选择体位，不提倡采用平卧位或膀胱截石位。⑤在加强各级妇幼保健机构以及社区服务方面，有明确的规定和程序，以提供良好的围生期保健服务。⑥不宜常规使用缺乏科学依据的操作如剃毛、灌肠、静脉点滴、禁食、早期人工破膜、电子监护等。其他干预措施应有一定限制,如为引产或催产使用的静滴催产素率≤10%;会阴切开率≤20%,争取控制在5%以内;社区医院剖宫产率≤10%,接收高危孕妇的医院剖宫产率≤15%;剖宫产史后阴道分娩率≥60%,争取大于75%。⑦教育医务人员用非药物类镇痛,不鼓励使用镇痛剂和麻醉。⑧鼓励所有母亲和家庭,对婴儿包括那些患病、早产及有先天性问题的婴儿,在情况许可下都要接触、搂抱、母乳喂养和照顾自己的孩子。⑨不主张非宗教性的男婴包皮环切。⑩力争达到 WHO、UNICEF 倡导的促进母乳喂养成功的 10 点措施。

4. 水中分娩

2003 年,Richmond 等认为温热的水温可以减少产妇的产痛,分娩池的环境与羊水相似可以减少分娩中对婴儿的伤害。水下分娩由于适当的水温(33～35℃,夏季在 32℃左右)可以帮助产妇明显减轻疼痛、在水下有失重感,较容易支持身体而耐受宫缩,肌肉由于不必支持着整个身体的重量而放松。温热使体内儿茶酚胺减少,分泌多氨酚,可有效地减少产妇焦虑及紧张情绪,改善子宫灌注,促进宫缩,缩短产程和减少催产的需要。另外,水可以提高产道和会阴的弹性,降低会阴切开率,减少会阴裂伤的发生率及程度。

目前国外水下分娩的适应证几乎包括所有阴道分娩的适应证,巨大儿、双胎已不列为禁忌。国内仍认为应该严格掌握其适应证:①胎儿体重在 3 500 g 左右;②无母体合并症及并发症;③无胎儿宫内储备不良伴羊水污染;④无产程延长伴梗阻性难产。以上产妇进行水下分娩,可顺利完成水下分娩。有多项研究表明,与传统的分娩方式相比,水下分娩具有纯自然、干预少、风险小、简便、创伤小等优点。

5. 产时心理干预

孕妇在临产前顾虑重重,精神负担很重,存在非常突出的心理问题。其主要表现为:紧张、恐惧、担忧的心理,担心分娩过程中可能产生的疼痛,担心分娩是否顺利,是否出现难产,以及分娩需要多长时间,还有的孕妇由于怀孕期间身体状况较差,曾发生某种疾病等原因,担心孩子发育是否健康。所有这些心理活动,直接或间接地对临产妇的分娩过程产生着消极的影响。心理干预能解决产妇心理问题,促进自然分娩。研究表明通过以心理干预为主的系统化整体护理,除为孕产妇提供妊娠、分娩生理知识外,还应提供妊娠、分娩中存在的不利因素及不良心理反应的知识,尤其要加强高危孕妇的心理保健工作,适时进行一定的心理干预,以促进孕妇身心健康,减少产后出血量,提高纯母乳喂养率,保障母婴安全,满足产妇的健康教育需求,密切护患关系,提高产妇对护理工作的满意率。

6. 产时镇痛

分娩疼痛是客观事实,但每个产妇对疼痛程度的感受却是不相同的,这是因为这种疼痛除了生理原因外。还有心理因素的影响。分娩镇痛的研究是医学领域中古老而现代的课题。分娩镇痛不仅能支持产妇的心理健康,有利于增强信心,并能提高分娩期母婴的安全。

分娩镇痛采用的方法主要有:①对产程无影响或可加速产程;②对母婴无害;③起效快,作用可靠,方法简便;④产妇保持清醒。WHO 提倡用非药物性镇痛,主要方法有:家庭化分娩环境、听音乐、按摩深呼吸、自由体位、热敷温水浴等。这对减轻产妇生产过程中的痛苦,缩短产程,使胎儿顺利娩出,保障母婴健康都有着重要的临床意义。

二、产后保健

产后保健是围生保健的重要组成,主要是通过产后保健门诊实现产后卫生宣教和实施保健措施,减少产褥期及产后期产妇患病率,让产妇平安健康地度过产后生活。

(一) 产后保健概述

产褥期是产妇恢复和新生儿开始独立生活的新阶段。产妇在历经分娩后消耗了大量的精力与体力,或是加上妊娠期疾病的影响,抵抗力减弱,此时产妇不仅要适应全身各系统所发生的明显变化,还要负担起新生儿的照料重任,若不能得到良好的产后保健服务,容易发生产后并发症,影响恢复,甚至危及生命。据统计,每年全世界孕产妇死亡人数达 60 万人,约 5 000 万人在分娩后患有急性产科疾病。同时,每年有 300 万~400 万新生儿在一周内死于不适当围生保健。分娩虽然是妊娠的结束,但是产后保健仍是重要的一环。

(二) 产后保健要点

1. 预防产后出血

1977 年,FIGO 委员会主席 Mamoud Fathalla 在哥本哈根世界会议上说:"产后出血并非绝症,只是由于社会没有对此加以重视,而这正是她们死亡的真正原因。"产后出血是孕产妇死亡最常见的原因,占全世界孕产妇死亡的 1/4,最理想的产后出血的解决方式是预防,包括产前预防以及产时采取积极措施管理产程。目前 ICM 和 FIGO 仍要求在全世界范围内推广这种预防方式。

1) 产后出血的概念、病因

根据 Williams 等产科学的规定,胎儿娩出后 24 小时内阴道流血超过 500 ml,

称为产后出血。如果认真严格测量产后出血量，一般阴道分娩产妇24小时平均出血在334 ml、产后出血率为10.83%，而有24.2%出血量超过400 ml。

近年来，一些学术团体将产后出血原因归为4类——4Ts：子宫收缩乏力；任一部位生殖道损伤，子宫内翻；胎盘滞留，胎盘植入；凝血功能障碍。

产后出血致死的高危因素不仅在于失血量和失血速度，还在于产妇的健康状况，以及医疗卫生服务系统的先进程度。

2）产后出血的防治技术

产后出血对孕产妇的生命威胁严重，为了更好地防治产后出血，针对产后出血特异性的原因——4Ts，有其特异性的防治措施。

（1）宫缩乏力原因的处理：①子宫按摩——可以压迫子宫肌层血管并促进宫缩：一手置入阴道将宫体上推，另一手放在子宫上将子宫压向阴道内的手，腹部的手按摩子宫后壁，同时阴道内的手按摩子宫前壁。②子宫收缩剂——常见的子宫收缩剂可分为3类：催产素及其衍生物、麦角类和前列腺素。催产素刺激子宫平滑肌收缩，在孕晚期、分娩过程中及产后短时间内作用更强，催产素通过G9q蛋白与磷脂酰C相连，从而导致细胞内储存的钙离子释放引起子宫肌层收缩。麦角新碱有部分血管收缩以及拮抗肾上腺素能受体、多巴胺及5-羟色胺受体作用，能显著提高子宫收缩强度，通过钙离子代谢及肌动蛋白之间的相互作用可引起子宫内层肌肉的持续性收缩，导致胎盘绒毛膜层的剥离。前列腺素可通过改变细胞外基质、激活胶原酶和增加胰肽酶等在宫颈组织中的水平而促宫颈成熟，使宫颈平滑肌松弛，增加细胞内钙离子浓度，从而引发子宫肌层收缩——米索前列醇就是一种人工合成的前列腺素类似物。有研究证明在第三产程中应用子宫收缩剂，可大幅度降低产后出血的发生率。③子宫压迫缝合术——最常用的是B-Lynch缝合术，适用于子宫收缩乏力、胎盘因素和凝血功能异常性产后出血、子宫按摩和催产素无效并有可能切除子宫的患者。先试用两手加压，观察出血量是否减少以估计B-Lynch缝合术成功止血的可能性，应用可吸收线缝合。B-Lynch缝合术后并发症的报道较为罕见，但有感染和组织坏死的可能，应掌握手术适应证。除此之外，还有多种改良的子宫缝合技术如方块缝合等。④填塞宫腔——应用无菌纱条填塞宫腔或宫腔水囊填塞，有明显的局部止血作用，在抢救产后出血的产妇中能起到一定的作用。应在24～48小时取出，以防止脱落及感染。⑤血管结扎——盆腔血管结扎术：包括子宫动脉结扎和髂内动脉结扎，子宫血管结扎术适用于难治性产后出血，尤其是剖宫产术中子宫收缩乏力或胎盘因素的出血，经催产素和按摩子宫无效，或子宫切口撕裂而局部止血困难者。推荐实施3步血管结扎术法：即双侧子宫动脉上行支结扎；

双侧子宫动脉下行支结扎;双侧卵巢子宫血管吻合支结扎。⑥经导管动脉栓塞术——包括子宫动脉栓塞术和髂内动脉栓塞术。此方法适用于有条件的医院。适应证:经保守治疗无效的各种难治性产后出血,如孕产妇生命体征稳定。禁忌证:生命体征不稳定、不宜搬动的患者;合并有其他脏器出血的 DIC;严重的心、肝、肾和凝血功能障碍;对造影剂过敏者。⑦子宫切除——在任何保守治疗都无效的情况下,充分掌握切除子宫的时机和指征。

（2）生殖道损伤的处理:充分暴露手术视野,在良好照明下,仔细检查确定损伤部位及程度,注意有无多处损伤,缝合时注意恢复解剖结构,并应在超过裂伤顶端 0.5 cm 处开始缝合,必要时应用椎管内麻醉。发现血肿应尽早处理,可采取切开清除积血、缝扎止血。

（3）胎盘组织残留原因的处理:对胎盘、胎膜残留者,根据胎盘滞留的原因,对症处理。对胎盘未娩出伴活动性出血者可立即行人工剥离胎盘术,并加用强效催产素;对胎盘、胎膜部分残留者应用徒手或器械清理,动作要轻柔,避免子宫穿孔;胎盘植入伴活动性出血,若为剖宫产可先采用保守治疗方法,如胎盘植入部位子宫局部楔形切除、介入治疗等,若为阴道分娩应在开放静脉补充血容量基础上进行介入治疗或其他保守性手术治疗,如果保守治疗方法不能有效止血,则应考虑及时行子宫切除术。

值得强调的是凶险性前置胎盘(即附着于子宫下段剖宫产瘢痕处的前置胎盘,常合并胎盘植入)的处理:如果局部缝扎或楔形切除、血管结扎、压迫缝合、子宫动脉栓塞等保守治疗措施无法有效止血,应早期做出切除子宫的决策,以免发展为失血性休克和多器官功能衰竭而危及产妇生命。对于有条件的医院,也可采用预防性髂内动脉球囊阻断术,以减少术中出血。

（4）凝血功能障碍的处理:凝血功能障碍导致产后出血并不常见,往往混合血液系统疾病,如特发性血小板减少性紫癜、血友病等,或者存在产科相关疾病,如妊娠高血压、胎盘早剥等。通过实验室检查诊断,积极治疗原有疾病,及时输注新鲜冰冻血浆、血小板或者浓缩红细胞进行治疗。

2. 产后卫生指导

为了预防感染和有利于康复,产后休养环境要做到安静、舒适,室内保持清洁,空气流通,防止过多的探视。产妇做好个人卫生,勤刷牙、洗脸、洗澡,并注意保暖,预防感冒。产后不吃生冷辛辣食物,多食鱼肉、谷类、牛奶、鸡蛋等富含营养、热量和水分的食物,以保证乳汁质量,同时多食汤类、富含纤维素的蔬菜、瓜果,防止便秘发生。让产妇注意休息,但应尽早适当下床活动:阴道自然分娩的产妇产后 6～12 小时可起床轻微活动,于产后 2 天在室内随意走动;剖宫产的产妇,可先在床上活动,适当延迟下床活动时间。这样有利于促进子宫收缩,防止便秘,早日恢复健康。应避免重体力劳动,防止阴道壁膨出,严重时可导致子宫脱垂。产后每天应于同一时间观测宫底高度,了解子宫复旧情况,鼓励产妇尽早自解小便,每天观察恶露的性状,并记录恶露排出时间及其有无延长,以便得到及时有效的治疗。嘱产妇勤换内裤、卫生巾,穿宽松裤子,注意外阴清洁。

3. 产后心理保健

由于经历妊娠、分娩的激动与紧张,以及对哺乳婴儿知识的缺乏的焦虑等,均能引起产妇情绪不稳定,有报道表明,产妇中 50%～70% 会发生产后母亲郁闷;产后抑郁的发病率在 3.5%～33% 之间,常出现在产褥第三周内或其后,可表现为自责、自罪,有自杀企图并有他杀的念头,医护人员应详细了解产妇的心理及情绪状态,注意说话的态度、方式、语音、语调,创造和谐融洽的氛围,一旦发现产妇情绪问题,应及时予以纠正。

4. 母乳喂养指导

孕期应对孕产妇进行母乳喂养教育。母婴同室,做到早接触、早吸吮,以促进泌乳、增进母婴感情。对乳房进行预防性按摩或湿热敷,以保证排乳管通畅,防止乳汁淤积形成包块,保证婴儿奶量的供给。哺乳前应嘱咐产妇先洗手,并用温开水清洁乳房及乳头,也可先挤出少量乳汁使乳晕软化,防止乳头皲裂。哺乳时先吸空一侧,再吸另一侧,而且要注意轮流吸吮。过多的乳汁要用吸奶器吸净,以防两侧乳房大小不一,乳汁变质,不利婴儿的健康。需不断地给产妇以鼓励、支持和指导,使婴儿能至少坚持纯母乳喂养 4～6 个月。

5. 出院后随访及计划生育教育

为产妇建立产后保健登记本,于产后随访时继续对其进行产后保健服务,从而了解产妇及婴儿的情况并给予正确的指导及妥善的处理。产后 42 天,对母婴都进行一次全面检查,以保证母婴的健康和安全。

(郭玉娜)

参考文献

[1] 华嘉增. 产时保健的新模式[J]. 中国实用妇科与产科杂志,2001,17：263-265.

[2] 王颖. 产时保健服务模式的新理念[J]. 现代中西医结合杂志,2003,12：1533-1534.

[3] Church LK, Birth W. One birthing center's observations [J]. J Nurs Midw, 1989,34：601-609.

[4] Richmond H. Theories surrounding waterbirth [J]. Pract Midwife, 2003,6：10.

［5］ Wu CJ，Chung UL. The decision-making experience of mothers selecting waterbirth ［J］. J Nurs Res，2003，11：261－268.

［6］ Geissbuehler V，Stein S，Eberhard J. Waterbirths compared with landbirths：an obserbvational study of nine years ［J］. J Perinat Med，2004，32：308.

［7］ 刘晓梅，吴虹，朱朱. 水下分娩对提高产时保健质量的研究［J］. 中国妇幼保健，2007，22：4715－4717.

［8］ 张瑜，潘丽. "一对一"责任制助产的产科观察［J］. 蚌埠医学院学报，2007，32：228－229.

［9］ 李亚琴. 浅谈产时保健对分娩的影响［J］. 基层医学论坛，2008，12：1044.

［10］ Klaus MH，Kennell JH. The doula：an essential ingredient of childbirth rediscovered ［J］. Acta Paediatrica，1997，86：1034－1036.

［11］ John Kennell，Marshall Klaus，Susan McGrath，et al. Continuous Emotional Support During Labor in a US Hospotal，A Randomized Controlled Trial ［J］. JAMA，1991，265：2197－2201.

［12］ 王小青，刘晓梅，王庆霞，等. 产时保健服务模式对妊娠结局的影响［J］. 江苏医药杂志，2004，30：346－347.

［13］ 张惜阴. 实用妇产科学［M］. 北京：人民卫生出版社，2003：943－944.

［14］ 段涛，丰有吉，狄文. 威廉姆斯产科学［M］. 济南：山东科学技术出版社，2001：225.

［15］ World Health Organization. The World Report 2005. Attending to 136 million births，every year. 2005. Make every mother and child count ［R］. Geneva：the World Health Organization，2005：62－63.

［16］ 张运平，刘晓红. 产后出血——产后出血的评估、治疗和外科手术综合指南［M］. 北京：人民卫生出版社，2008：3.

［17］ 徐田彦. 产后出血的防治［J］. J Med Theor Prac，2011，24：2092.

［18］ 谢辛，苟文丽. 妇产科学.［M］. 8 版. 北京：人民卫生出版社，2013：211－234.

［19］ 中华医学会妇产科学分会产科学组. 产后出血预防与处理指南（草案）［J］. 中华妇产科杂志，2009，44(7)：554－557.

［20］ 上海市卫生局. 上海市孕产妇保健工作规范（沪卫疾妇〔2012〕62）［Z］. 2012.

第十三章

新生儿疾病筛查

　　新生儿疾病筛查（neonatal screening）是对新生儿的遗传代谢缺陷、先天性内分泌异常以及某些危害严重的遗传性疾病进行筛查的总称。其目的是在新生儿期就筛查出并明确诊断这些严重疾病，从而对那些患病新生儿在临床症状出现前就能够及时给予治疗，防止或减轻体格和智力发育障碍，避免痴呆甚至死亡等严重后果的发生。因此，新生儿疾病筛查是集筛查、早期诊断、及时治疗、预防再发等措施为一体，综合治理那些临床后果严重，但可治可防的先天性、遗传性疾病的一项系统医疗服务，是涉及公共卫生管理、产科、儿科、检验等多部门合作的学科[1]。

　　经过 50 多年的努力，新生儿疾病筛查在世界范围内普遍推广，成为人类卫生保健的内容之一。国际、国内的资料均表明，开展和推广新生儿疾病筛查，对提高儿童健康水平具有重要的社会效益和经济效益。患儿出生后立即作出诊断并及时治疗，患儿的智能发育和体格发育基本能达到或接近正常同龄儿童水平，不仅能避免家庭和社会的不幸，减轻家庭和社会的经济负担，而且能为社会创造财富。因此开展新生儿疾病筛查，避免和防止残疾儿童的出生，对减少出生缺陷，提高出生人口素质，推动国民经济发展具有重要的意义。新生儿疾病筛查被誉为 20 世纪最为成功的公共卫生领域项目。

一、新生儿疾病筛查国际国内发展历史

（一）国际发展历史

自 1934 年挪威化学家 Folling 首次报道苯丙酮尿症（phenylketonuria，PKU）是一种可以导致智力损伤的遗传代谢性疾病以来，世界各国科学家对 PKU 进行了大量的研究。1953 年，德国医生治疗 PKU 获得成功。1961 年，美国 Guthrie 教授创立了用细菌抑制法检测新生儿血液中苯丙氨酸（phenylalanine，Phe）浓度从而对新生儿 PKU 进行筛查的方法，使用的标本为新生儿脚后跟取一滴血吸在滤纸上，待干后形成的滤纸干血片标本。这种筛查法不仅准确性强，且方法简单，无需特殊仪器设备。所用的滤纸干血片标本易于采集，便于递送或邮寄至筛查中心，适于大批量标本的检测。1963 年，美国率先为开展新生儿 PKU 筛查立法，政府建立的筛查中心每年可以筛查 25 万名新生儿。通过限制 Phe 摄入的饮食进行控制治疗，当年就使数十名 PKU 患儿得到救治。因此，新生儿疾病筛查是始于 20 世纪 60 年代，是以 PKU 筛查为起点，Guthrie 教授被誉为"新生儿疾病筛查之父"。20 世纪 70 年代中期，应用放射免疫分析法测定滤纸干血片标本中的甲状腺素（thyroxine，T_4）或促甲状腺素（thyroid-stimulating hormone，TSH）值，来筛查新生儿先天性甲状腺功能减低症（congenital hypothyroidism，CH）患儿。这一发展，不仅增加了利用滤纸干血片标本新的方法，而且首次将发病率较高的先天性内分泌异常作为新生儿筛查对象。此病一旦获得早期诊断，服用甲状腺素治疗，可使患儿避免侏儒和智力低下症状的发生。至此，新生儿 CH 和 PKU 筛查在欧美等发达国家迅速开展，逐步普及。90 年代中期，新生儿听力障碍筛查在欧美的许多国家开展，引入了采用物理方法如床边检测进行新生儿疾病筛查的模式。

新生儿疾病筛查工作在美国、加拿大、英国、法国、德国、意大利、丹麦、瑞典、澳大利亚、墨西哥、巴西、印度、埃及、土耳其、俄罗斯、日本、新加坡、韩国、泰国、菲律宾等国广泛开展，其中美国、加拿大、欧洲各国和澳大利亚、日本等发达国家，将新生儿疾病筛查列入国家卫生法定内容，作为一项必须进行的常规医学检查，新生儿的筛查率均在 95％以上。学术界也多次召开地区与国际新生儿疾病筛查研讨会，1966 年在南斯拉夫召开首届新生儿筛查国际会议，1993 年在日本召开第一届亚太地区新生儿疾病筛查会议，迄今已召开了十余届国际学术会议，各国同行广泛交流，不断推动该项工作深入开展。国际新生儿疾病筛查协会

(International Society for Neonatal Screening，ISNS)于 1988 年在美国成立。通过对筛查出的患儿进行早期治疗，避免患儿出现临床症状，从而证明新生儿疾病筛查具有良好的经济效益和社会效益，能够有效预防疾病引起的智力落后。新生儿疾病筛查逐步推广并在世界范围内广泛开展，成为人类卫生保健的重要内容之一。

（二）国内发展历史

我国新生儿疾病筛查起步于 20 世纪 80 年代初。1981 年上海首先报告开展 PKU、CH 和半乳糖血症（galactosemia，GALT）3 种新生儿疾病筛查的结果，PKU 发病率为 1：15 930，CH 为 1：6 309，未检出 GALT 患儿。随后其他城市相继开展此项工作。1992 年卫生部与世界卫生组织（WHO）合作在沈阳、天津、北京、济南、上海、成都和广州等 7 个城市推广新生儿疾病筛查项目；1996 年中国-芬兰新生儿疾病筛查合作项目在天津、上海、湖南、河南和江西等 5 省开展，探索新生儿疾病筛查在我国中西部省市开展的经验；1998 年卫生部临床检验中心开始对全国新生儿疾病筛查中心的筛查实验室进行能力验证，有效地提高了各筛查实验室的质量意识；1999 年，第一届全国新生儿疾病筛查学术交流会在贵州省贵阳市召开，会上成立了中华预防医学会儿童保健分会新生儿疾病筛查学组，新生儿疾病筛查有了专业性的学术组织；第五届亚太地区新生儿疾病筛查国际学术研讨会于 2004 年 9 月在上海召开，大大推动了我国新生儿疾病筛查的发展。2013 年，我国加入了国际新生儿疾病筛查协会（ISNS），有专业人员进入协会的专家顾问团，扩大了对外交流，使我国新生儿疾病筛查工作走向国际化。

新生儿疾病筛查作为"减少出生缺陷，提高人口质量"的人群重点干预的三级预防措施，得到我国政府的大力支持，有关新生儿疾病筛查的国家政策相继出台：1994 年颁布的《中华人民共和国母婴保健法》提出"逐步开展新生儿疾病筛查"，第一次以法律形式确定了新生儿疾病筛查是一项提高人口素质的重要措施；2000 年国务院公布的《中华人民共和国母婴保健法实施办法》把新生儿疾病筛查纳入母婴保健技术服务项目；2009 年发布的《新生儿疾病筛查管理办法》使各地卫生行政主管部门制定新生儿疾病筛查工作规划有了具体的指导文件，也明确了每个新生儿都应享有这种健康保健的权力，并将 PKU、CH 和听力筛查作为我国法定筛查疾病；《新生儿疾病筛查技术规范》更是从机构准入、人员资质和技术要求等方面规范了新生儿疾病筛查的管理，保证了新生儿疾病筛查工作质量。一系列有关新生儿疾病筛查政策的推出，大大加速了全国新生儿疾病筛查工作的开展。

（三）国内发展现状

目前，全国 31 个省、自治区、直辖市建立了上百家筛查中心，均不同程度地开展了这项工作。筛查工作从东部沿海发达地区扩大至中西部欠发达地区，筛查率也从最初的不到全国出生人口的 2% 到超过 95%，年筛查量上千万，千余名患儿经确诊得到及时治疗。据 2017 年"全国新生儿疾病筛查信息系统"汇总资料显示：全国各省通过审批的新生儿筛查中心有 237 家，年筛查量近 1 700 多万，筛查率达 97.5%。全国范围内确诊 PKU 患儿 1 266 例，患病率为 0.72/万（1/13 831），确诊 CH 患儿 8 529 例，患病率为 4.87/万（1/2 053），这两种疾病的患病率存在显著的地域差异，青海、甘肃、宁夏、山西等西北地区为 PKU 高发区，而上海、浙江、福建、山东等东部沿海地区则 CH 患病率较高。

我国每年 PKU 和 CH 的新生儿疾病筛查，使万余名儿童避免了智力落后等残疾的发生，获得了非常好的社会效益和经济效益。

除 PKU 和 CH 外，各省根据经济、文化和流行病学等因素，还选择性开展了先天性肾上腺皮质增生症（congenital adrenal hyperplasia，CAH）、葡萄糖-6-磷酸脱氢酶（glucose-6-phosphate dehydrogenase，G6PD）缺乏症以及用液相串联质谱技术（tandem mass spectrometry，MSMS）对多种遗传代谢病进行筛查。

二、新生儿疾病筛查病种及选择标准

随着检测技术的发展，可进行筛查的疾病越来越多。筛查病种不仅考虑疾病自身的特点，还应考虑新生儿疾病筛查易受政策影响，带有明显的国家性、区域性和属地化特征，更要体现该项公共卫生服务项目的公益性和可及性。1982 年，在日本东京召开第二届国际新生儿疾病筛查大会，会上提出了适合大规模筛查的 4 种疾病：CH、PKU、CAH 与 GALT。而 G6PD 缺乏症、枫糖浆病（maple syrup urine disease，MSUD）、同型半胱氨酸血症（homocystinuria，HCY）、囊性纤维化病（cystic fibrosis，CF）、镰状红细胞贫血（sickle cell disease，SCD）、珠蛋白生成障碍性贫血（thalassaemia）、生物素酶缺乏（biotinidase deficiency，BIOT）、α-抗胰蛋白酶缺陷症（α-antitrypsin deficiency）等数十种疾病也在不同国家、不同地区开展。20 世纪 90 年代，随着液相串联质谱技术开始用于新生儿疾病筛查，使可筛查的疾病数增加至近百种。目前，国际上的共识是结合本国国情，根据社会经济发展水平和流行病学进行选择。筛查的疾病一般应符合以下标准：

（1）疾病危害严重，可导致残疾或致死，已构成公共卫生问题。

（2）疾病有一定的发病率，筛查的疾病在人群中相对常见或是流行的疾病。

（3）疾病早期缺乏特殊症状，但有实验室指标显示阳性。

（4）有准确可靠的、易推广且适合于大规模进行的筛查方法。

（5）已建立有效的治疗方法，早期诊断和治疗，能逆转或减慢疾病的发展，防止痴呆或新生儿死亡等严重后果的发生。

（6）筛查费用低廉，筛查、诊断和治疗所需的费用应低于发病后的诊断、治疗的支出费用，即投入、产出比的经济效益良好。

新生儿疾病筛查往往在几千名新生儿中才发现一名患儿，即通过几千名新生儿普查才能挽救一名患儿，因此，经济上的支出与诊治方面获益的权衡是判断筛查可行性的一个重要因素。日本总结了开展筛查17年的费用，发现若不进行筛查，诊断、治疗和护理这些患儿的费用将是用于全民筛查费用的4.2倍；丹麦统计开展新生儿疾病筛查，患儿健康成长减少的医疗、护理、特殊教育费和避免的损失等方面费用是筛查费用的28倍；我国原卫生部根据中国2007年新生儿PKU和CH筛查得到疾病的发病率，进行卫生经济学分析和评价，显示我国全面开展新生儿疾病筛查的总成本为10.70亿元，总效益为73.83亿元，净效益约为63亿元。新生儿疾病筛查工作成本效益比为1：6.90。因此，新生儿疾病筛查有巨大的经济效益。各国筛查病种由于各国的经济、文化、科技水平、疾病的流行和发病情况不同，开展筛查的疾病病种各不相同，其中以PKU和CH发病率较高，治疗效果好，多数国家都首先从这两种疾病开始筛查，以后随检测技术的发展逐步增加项目。

2002年起，美国健康与人类服务部卫生资源与服务管理司（Health Resources and Services Administration，HRSA）妇幼保健处（Maternal and Child Health Bureau）委托美国医学遗传学会（American College of Medical Genetics，ACMG）对新生儿疾病筛查的效果进行分析，采用专家意见和文献评阅等方法对84种新生儿先天性疾病重要程度进行评分。然后再根据①筛查实验有无；②筛查出的疾病是否有有效治疗方法；③是否对疾病自然史有比较透彻理解；④该疾病是否是另一种疾病鉴别诊断的一部分；⑤筛查实验是否与某一严重疾病有关等条件，将84种疾病分为3类。第一类为首要筛查疾病（core panel），包括29种；第二类为次要筛查目标（secondary targets），即疾病属于首要筛查疾病鉴别诊断的一部分，有25种；第三类为现阶段不宜筛查疾病，或者因为缺乏筛查实验方法，或从多个评价标准判断，筛查效果不佳的，有30种。这一报告作为各州制定和修改本州新生儿疾病筛查政策的重要参考。2010—2016年 ACMG 又建议将严重联合免疫缺乏病(severe combined immunodeficiency disease,SCID)、重症先天性心脏病(critical congenital heart disease,CCHD)、庞贝病(Pompe disease)、黏多糖贮积症Ⅰ型(mucopolysaccharidosis type Ⅰ,MPS Ⅰ)和 X-连锁肾上腺脑白质营养不良(X-linked-adrenoleukodystrophy,X-ALD)等列入首要新生儿筛查疾病(见表 13-1)。目前,美国 50 个州新生儿筛查病种在 31～55 不等,均有自己的法定病种;每年大约对 400 万新生儿进行筛查,3 000 多例新生儿被查出患有遗传性疾病。

英国在全国范围内法定筛查 PKU、CH、CF、SCD、中链酰基辅酶 A 脱氢酶缺乏症(medium chain acyl-CoA dehydrogenase deficiency,MCAD);加拿大各地区筛查 5～38 项不等的病种,如安大略省筛查 29 种疾病,不列颠哥伦比亚筛查 22 种疾病,其中 PKU、CH、CF 和 MCAD 是各地区普遍筛查项目;我国台湾地区自 2006 年起法定筛查 11 种疾病,包括 PKU、CH、G6PD、GALT、CAH、HCY、MSUD、MCAD、戊二酸血症Ⅰ型(glutaric academia type Ⅰ,GA-Ⅰ)、甲基丙二酸血症(methylmalonic academia,MMA)和异戊酸血症(isovaleric academia,IVA)。

表 13-1 美国医学遗传学会推荐的首要筛查的 34 种疾病

	疾病名称	缩写
内分泌疾病	先天性甲状腺功能减低症	CH
	先天性肾上腺皮质增生症	CAH
血红蛋白病	镰状细胞贫血	HbSS
	C 型镰状细胞贫血	Hb S/C
	S-β-珠蛋白生成障碍性贫血(地中海贫血)	Hb S/β
其他	听力障碍	HEAR
	囊性纤维化病	CF
	生物素酶缺陷症	BIOT
	半乳糖血症	GALT
	严重联合免疫缺乏病	SCID
	重症先天性心脏病	CCHD

（续表）

	疾病名称	缩写
有机酸代谢病	异戊酸血症	IVA
	戊二酸血症 I 型	GA - I
	3-羟基-3-甲基戊二酰辅酶 A 裂解酶缺乏症	HMG
	多种酰基辅酶 A 羧化酶缺乏症	MCD
	3-甲基巴豆酰辅酶 A 羧化酶缺乏症	3 - MCC
	甲基丙二酸血症（变位酶脱辅酶缺陷）	MUT
	甲基丙二酸血症（钴胺素代谢缺陷）	Cb1A，B
	丙酸血症	PROP
	β-酮硫解酶缺乏症	BKT
脂肪酸氧化代谢病	中链酰基辅酶 A 脱氢酶缺乏症	MCAD
	极长链酰基辅酶 A 脱氢酶缺乏症	VLCAD
	长链-3-羟酰辅酶 A 脱氢酶缺乏症	LCHAD
	三功能蛋白缺乏症	TFP
	肉碱摄取障碍症	CUD
氨基酸代谢病	高苯丙氨酸血症	HPA
	枫糖浆病	MSUD
	同型半胱氨酸血症	HCY
	瓜氨酸血症	CIT
	精氨酸琥珀酸血症	ASA
	酪氨酸血症 I 型	TYP I
溶酶体贮积病	庞贝病	Pompe
	黏多糖贮积症 I 型	MPS I
过氧化物酶体病	X-连锁肾上腺脑白质营养不良	X - ALD

　　我国原卫生部颁布的《新生儿疾病筛查管理办法》，规定了全国新生儿疾病筛查病种包括 CH、PKU 两种新生儿遗传代谢病和听力障碍。卫健委根据需要对全国新生儿疾病筛查病种进行调整。省、自治区、直辖市人民政府卫生行政部门可以根据本行政区域的医疗资源、群众需求、疾病发生率等实际情况，增加本行政区域内新生儿疾病筛查病种。海南省、广西壮族自治区、广东省等地根据当

地的疾病谱特点增加了 G6PD 缺乏症的筛查;湖南、江苏、山东、黑龙江等省部分地区将 CAH 列为新生儿筛查的常规项目。近几年来,上海、浙江、广东、北京、山东、广西、重庆、湖南等多个省区部分地区相继开展了 MSMS 扩展新生儿疾病筛查,进行新生儿氨基酸、有机酸及脂肪酸氧化代谢性疾病的筛查;广东部分地区开展新生儿珠蛋白生成障碍性贫血(地中海贫血)筛查。筛查阳性患儿得到及时的诊断和治疗。

三、新生儿疾病筛查组织架构与管理

(一)新生儿疾病筛查程序

在新生儿疾病筛查的众多病种中,除听力筛查和重症先天性心脏病(监测脉搏血氧饱和度)筛查使用小型检测仪器,通过耳声发射或脉搏氧饱和度检测等物理方法在新生儿床旁进行筛查外,其他疾病均需通过实验室检测完成。具体步骤为采集出生 3 天的新生儿足跟血制成滤纸干血片标本,经标本递送,至筛查实验室集中化检测,根据检测结果进行代谢分析,判断代谢正常或代谢异常,并按照筛查疾病代谢特征进行代谢病分析,得到筛查阴性或筛查阳性的结果。对于筛查阳性者,应立即召回作血清学、酶学或分子生物学等确诊试验,确诊患儿应进行及时干预。因此,新生儿筛查程序包括血片采集、送检、实验室检测、阳性病例确诊和治疗,涉及的相关接产机构(标本采集)、递送机构(标本递送)、检测机构(实验检测)和诊断随访机构(追访治疗)和相应人员组成的筛查网络,有效实施各环节的工作职责是新生儿疾病筛查工作开展的基础,检验、诊断、随访、治疗均应进行质量管理,用于评价筛查项目的成效。

新生儿疾病筛查不仅仅是一项检查,完整的新生儿疾病筛查应包含教育、筛查、随访、诊断、治疗、管理以及项目评估。

(二)筛查实验室设置要求

目前世界各国绝大多数都由政府预算拨款建立国家、省或地区性的大型实验室作为筛查实验室。一般以大都市为中心,辐射涵盖一定地区范围。一般情况下,300 万~500 万人口的行政区域建立一个筛查实验室。WHO 指南建议:为了保证筛查的有效性和降低成本,检测机构的年筛查量不应低于 3 万人次。我国《新生儿疾病筛查技术规范》的也明确筛查实验室年最低筛查标本为 3 万人次。标本的集中检测可降低成本,同时可加强对标本采集、实验检测和复查诊断等各步骤的监督,同时适度集中化管理便于降低筛查管理成本,集中新生儿的健康信息便于纵向的、以疾病分类为基础的筛查管理,进而评估新生儿的生长发育过程。

(三）新生儿疾病筛查组织构架及费用支付

美国在联邦政府层面,卫生部的相应机构负责指导和规范全国新生儿疾病筛查工作,其中卫生资源与服务管理局(HRSA)负责技术规范,疾病预防与控制中心(centers for disease control and prevention,CDC)负责质量控制,具体的组织实施由州政府负责。美国新生儿疾病筛查、诊断与治疗费用,主要由患者或第三方付费方式(财政收入或公共卫生专款、Medicaid 资金、Title V 妇幼保健服务专项经费等),目前美国仅有 5 个州提供免费筛查。在英国,新生儿疾病筛查实现国家集中管理制度,卫生部是具体的管理机构。英国于 1996 年成立了国家筛查委员会,负责监督全国筛查项目的引入与执行、筛查的效果和质量评估等;国家出资建立的国家新生儿筛查项目中心负责制定新生儿筛查国家政策和标准,制订筛查指南,开展全国性质量控制和绩效管理项目;成立 17 个卫生部直属新生儿筛查实验室,设在医院内,与新生儿筛查项目中心紧密联系。新生儿疾病筛查是英国最大的国家项目,其经费来源于政府财政,由卫生部统一管理和分配。在澳大利亚,新生儿疾病筛查由州政府负责组织实施,全国设立 5 个筛查中心集中检测。澳大利亚人类遗传学会和皇家医生学会共同制订新生儿筛查指南,为各州新生儿筛查提供技术指导。澳大利亚实行免费新生儿疾病筛查,费用全部由各州政府支付。

我国的新生儿疾病筛查由国家卫健委领导,负责制定全国新生儿疾病筛查政策与规划,成立新生儿筛查专家委员会,制定筛查技术规范。各省市卫生行政部门根据当地实际情况,指定省级医疗机构为新生儿疾病筛查实验室检测机构,负责全省新生儿疾病筛查的技术指导、质量控制、疾病诊治及信息资料管理等工作。因此我国的筛查中心与筛查实验室均需通过卫生行政部门批准,全部设在公立医院内。筛查费用和治疗费用依据不同省市、不同地区而有差异,如天津、北京、杭州、海南昌江黎族自治县等地区实现政府买单,免费筛查;上海、江苏部分地区和广东梅州则由医疗保险支付筛查费用;四川、贵州、湖南、福建部分地区、山东曲阜等地区筛查费用和治疗费用则由新型农村合作医疗支付。中央财政在 2012—2016 年间累计投入 5.5 亿元为全国 21 个省 367 个贫困县提供免费新生儿 PKU、CH 和听力筛查,共计 438 万余名新生儿受益。一些社会团体也不定期地资助筛查费用和治疗费用,如中国出生缺陷干预救助基金会会争取中央专项彩票公益金支持,为贫困地区开展 46 种遗传代谢病筛查和干预救助。

我国的新生儿筛查不同于多数西方国家,在欧美国家新生儿筛查主要由医学遗传学会与儿科学会等学术团体推动,而我国主要是国家卫健委和各省(市、区)卫生行政部门在主导与推动。欧美国家的筛查中心仅接受新生儿血标本的检测,即承担筛查实验室的职责,不承担可疑病例的召回和阳性病例的诊断与治疗、随访与评估等工作,而中国的新生儿疾病筛查中心则集宣传、筛查、诊治、随访、管理于一体,是保证新生儿疾病筛查有效运行的核心。

四、新生儿疾病筛查新技术及应用

(一)液相串联质谱技术及其应用

自 1961 年 Guthrie 教授发明的细菌抑制法用于新生儿 PKU 筛查以来,不断有新技术,如酶联免疫法、酶反应法、蛋白质电泳法、荧光法等应用于新生儿疾病筛查。20 世纪 90 年代以来,国际新生儿疾病筛查发展趋势逐步提高到以串联质谱技术(tandem mass spectrometry,MSMS)为中心的遗传代谢病筛查。质谱技术主要是将被测物质分子电离成各种质荷比(m/z)不同的带电粒子,然后应用电磁学原理,使这些带电粒子按照 m/z 大小,在空间或时间上产生分离排列,通过测定离子峰的位置和强度,以此获得确定化合物的相对分子质量、分子式。串联质谱即两个质谱仪经一个碰撞室串联起来,一级质谱检测被测物质的 m/z,二级质谱检测被测物质经碰撞室打碎后碎片的 m/z,这样由被测物质的 m/z 及其碎片的 m/z 共同对一个物质进行定性,检测结果更特异。串联质谱技术具有超敏性、高特异性、高选择性和快速检验的特点,能在 2~3 min 内对一个标本进行数十种小分子物质的检测。通过对这些产物的分析,可以对 30 余种遗传性代谢病(包括氨基酸代谢紊乱、有机酸代谢紊乱和脂肪酸氧化代谢紊乱性疾病)进行筛查和诊断。串联质谱技术不仅实现了"一种实验检测一种疾病"向"一种实验检测多种疾病"的转变,提高了检测的效率,同时使筛查过程中常见的假阳性或者假阴性的发生率显著降低,使新生儿疾病筛查在内容和质量上都提高到一个新的水平。MSMS 扩大新生儿遗传代谢病筛查病种见表 13-2。美国 34 种首选新生儿筛查病种中,有 23 种疾病须通过该技术。至 2007 年,美国已经全面普及了 MSMS,而且 88% 的新生儿享有超过 20 种以上的遗传代谢病检测;德国在 1991—2001 年间用 MSMS 对 35 万名新生儿进行筛查,占出生人口的 98%;澳大利亚从 2004 年起,全部采用 MSMS 进行新生儿遗传代谢病的筛查。此外,国际上还有欧洲部分国家和少数亚洲国家采用该技术开展了群体新生儿遗传代谢病筛查,筛查阳性率为 1/2 000~1/5 000,大大提高了遗传代谢病的防治水平。上海率先在 2003 年引进该项技术,至 2007 年共有 116 000 新生儿通过该技术检测分析,得出遗传代谢病发病率为 1/5 800;浙江杭州地区也于 2009 年由政府"买单"方式,用 MSMS 对新生儿进行 26 种氨基酸、有机酸和脂肪酸氧化代谢障碍疾病。据报道,筛查 129 415 例新生儿,确诊新生儿遗传代谢病 23 例,包括氨基酸代谢异常 13 例,有机酸代谢异常 6 例以及脂肪酸代谢异常 4 例,总体发病率为 1/5 626。我国台湾地区也在 2006 年起开展 MSMS 扩展新生儿遗传代谢病筛查。串联质谱新生儿遗传代谢病筛查病种详见表 13 - 2。串联质谱技术用于溶酶体贮积症的筛查和其他遗传代谢病筛查也越来越多地见于报道。

表 13 - 2　串联质谱新生儿遗传代谢病筛查病种

序列	疾病	英文名称	缩写
1	高苯丙氨酸血症	hyperphenylalaninemia	HPA
2	枫糖浆病	maple syrup urine disease	MSUD
3	酪氨酸血症Ⅰ型	tyrosinemia type Ⅰ	TYR - 1
4	高甲硫氨酸血症	hypermethioninemia	MET
5	同型半胱氨酸血症	homocystinuria	HCY
6	瓜氨酸血症Ⅰ型	citrullinemia type Ⅰ	CIT - 1
7	瓜氨酸血症Ⅱ型（希特林蛋白缺乏症）	citrullinemia type Ⅱ (Citrin Deficiency)	CIT - Ⅱ
8	非酮性高甘氨酸血症	nonketotichyperglycinemia	NKHG
9	甲基丙二酸血症（MUT）	methylmalonic acidemia(MUT)	MMA
10	甲基丙二酸血症（cbl A，B）	methylmalonic acidemia(cbl A，B)	cbl A，B
11	丙酸血症	propionic acidemia	PA
12	异戊酸血症	isovaleric acidemia	IVA
13	戊二酸血症Ⅰ型	glutaric acidemia type Ⅰ	GA - 1
14	生物素酶缺乏症	biotindase deficiency	BTD
15	全羧化酶合成酶缺乏症	holocarboxylase synthetase deficiency	HLCS
16	3-甲基巴豆酰辅酶 A 羧化酶缺乏症	3-methyl crotonyl-coA carboxylase deficiency	MCC
17	3-甲基戊烯二酰辅酶 A 水解酶缺乏症	3-methylglutaconyl-coA hydratase deficiency	3MGA
18	3-羟-3-甲基戊二酰辅酶 A 裂解酶缺乏症	3-hydroxy-3-methylglutaryl-coA lyase deficiency	HMG

（续表）

序列	疾病	英文名称	缩写
19	β-酮硫解酶缺乏症	β-keto thiolase deficiency	BKT
20	氨甲酰磷酸合成酶缺乏症	carbamyl phosphate synthase deficiency	CPS
21	鸟氨酸氨甲酰转移酶缺乏症	ornithine transcarbamylase deficiency	OTCD
22	精氨酸琥珀酸血症	argininosuccinic acidemia	ASA
23	精氨酸血症	arginemia	ARG
24	高鸟氨酸血症	hyperornithinemia	ORN
25	高血氨、高鸟氨酸及高同型瓜氨酸血症	hyperammonemia/ornithinemia/citrullinemia (ornithine transporter defect)	HHH
26	肉碱摄取障碍	carnitine uptake defect	CUD
27	短链酰基辅酶 A 脱氢酶缺乏症	short chain acyl coA dehydrogenase deficiency	SCAD
28	中链酰基辅酶 A 脱氢酶缺乏症	medium chain acyl coA dehydrogenase deficiency	MCAD
29	极长链酰基辅酶 A 脱氢酶缺乏症	very long chain acyl coA dehydrogenase deficiency	VLCAD
30	乙基丙二酸脑病	ethylmalonic encephalopathy	EMA
31	中链/短链-3-羟酰基辅酶 A 脱氢酶缺乏症	medium/short chain hydroxyacyl coA dehydrogenase deficiency	M/SCHAD
32	长链-3-羟酰基辅酶 A 脱氢酶缺乏症	long chain hydroxyacyl coA dehydrogenase deficiency	LCHAD
33	多种酰基辅酶 A 脱氢酶缺乏症	multiple acyl coA dehydrogenase deficiency	MADD
34	三功能蛋白缺乏症	trifunctional protein deficiency	TFP
35	肉碱棕榈酰转移酶-Ⅰ缺乏症	carnitine palmitoyltransferase deficiency type Ⅰ	CPT-Ⅰ
36	肉碱棕榈酰转移酶-Ⅱ缺乏症	carnitine palmitoyltransferase deficiency type Ⅱ	CPT-Ⅱ
37	肉碱/酰基肉碱移位酶缺乏症	carnitine/acylcarnitine translocase deficiency	CACT

但是,MSMS 是一种复杂、昂贵的分析仪器,掌握仪器的技术要求较高,结果的解释也较复杂,质量控制和质量保证需发展,质谱分析人员还需与临床医生密切合作,才能提高诊断水平和应用价值。但是,MSMS 技术已成为新生儿筛查技术的发展趋势,随着各国科学家的努力,技术将更加成熟,从而可以更好地应用于新生儿疾病筛查。

(二)分子检测技术及其应用

应用滤纸干血片进行分子水平诊断遗传缺陷疾病,近几年也得到了飞速发展。目前实时定量 PCR 技术已应用于新生儿疾病筛查上,使因基因突变而引起的潜在疾病得到了早期诊断,也为进一步的基因治疗奠定了基础;对已有成熟生化标记检测的遗传疾病在进行传统检测后,基因水平的检测可作为更进一步的诊断,如 CAH 和 CF 基因诊断。目前美国采用实时荧光 PCR 方法检测新生儿滤纸干血片样本中 T 细胞重组切除环(T-cell recombination excision circles, TREC)含量来筛查先天性联合免疫缺陷病(SCID),国内多用荧光 PCR 法和基因芯片法进行遗传性耳聋基因的筛查,作为传统新生儿听力障碍物理筛查方法的补充,预防迟发性耳聋的发生。

随着新一代 DNA 测序技术的发展,对每个新生儿进行全基因组或靶基因组 DNA 测序已经成为可能,基因组技术的引入可以为识别更多患儿提供可能,早期干预可以预防患儿发生严重疾病。但每个人都是带有数个、数十个或更多致病基因的携带者,目前对许多 DNA 变异是否致病不明,表观遗传风险不明,大数据分析需要发展自动化程序,新生儿期筛查发现基因突变如何确定发病,何时开始干预,如何做好遗传咨询等一系列问题需要回答,需要积累数据,收集数据。因此,目前新生儿筛查任何疾病不应该用分子检测方法替代,用新一代测序或其他基因组方法进行新生儿疾病筛查仅应当作为对当前筛查计划的补充。

五、新生儿疾病筛查伦理

(一)新病种新技术应用带来的伦理

新生儿疾病筛查在世界范围内推广,成为公共卫生保健的基本内容之一。传统的新生儿疾病筛查,如对 PKU、CH 的筛查,能够有效预防疾病引起的智力发育落后,这已得到全世界认可。随着医学技术的不断创新,筛查技术方法及筛查病种都有显著的发展,但基因检测及新生儿筛查病种的扩展所涉及的医学伦理问题也不容忽视。①某些疾病在出生时通过筛查能够诊断,但是以目前的医疗水平尚无治疗及预防的方法,早期筛查确诊无益于疾病防治。②遗传易感性筛查同样产生争议。多因素性遗传是由环境和遗传因素相互作用引发的复杂性疾病,部分阳性结果的儿童最终未必会发病,然而通过筛查,父母及阳性儿童将持续承受心理压力。③某些无防治方法的罕见疾病筛查是有限医疗资源的浪费。开展大规模的筛查,其成本效益有待考证。④基因携带者的筛查。在理论上,此类筛查对其父母再生育具有指导意义。但是,通常家长及公众不能正确理解"携带者"的意义,隐性基因的健康携带者可能造成家长焦虑和社会歧视,从而影响异常基因携带者正常的学习及就业。因此应谨慎而合理地选择筛查病种。

(二)新生儿疾病筛查过程中的伦理

在筛查及治疗过程中,涉及个人信息、患儿病历资料及相关遗传性疾病等隐私问题,医务人员应遵照伦理学"自主、尊重"原则,保守秘密;治疗是筛查的最终目的,忽视筛查后的治疗,达不到筛查目的,造成社会资源的浪费,不符合伦理学原则;除药物、饮食、智能干预治疗外,对患儿及其家庭的心理支持也逐渐受到重视。

关注新生儿疾病筛查工作中的伦理学问题,在"有利、行善、公正、自主"的伦理学原则上,为在新生儿疾病筛查所带来的利益和损失之间寻找最佳的平衡状态。

六、上海地区新生儿疾病筛查概况

上海是国内最早开展新生儿疾病筛查的城市。1981 开展 CH 和 PKU 筛查,2002 年新增新生儿听力筛查工作,2007 年在全市范围内增加了 2 种代谢性疾病(G6PD、CAH)的筛查,全市新生儿疾病筛查率达95％以上。2016 年,全市所有助产医疗机构出生新生儿开展了先天性心脏病筛查工作。千余名患儿得到及时的治疗和干预,为贯彻《上海市母婴保健条例》,保障儿童健康,提高儿童身体素质起到了积极的作用。

自 20 世纪 80 年代初以来,上海的新生儿筛查工作取得了多项国内领先与令人瞩目的成绩,一直为同行学习和追随。上海市是全国最早开展新筛的城市;率先研制成功针对 PKU 患儿的国产治疗奶粉,为大规模开展筛查工作奠定了基础;鉴别出首例四氢生物蝶呤(tetrahydrobiopterin,BH4)缺乏引起的非经典型 PKU,建立了高苯丙氨酸的鉴别诊断的方法;国内首个采用国际先进的时间分辨荧光免疫分析法(time-resolved fluoroimmunoassay,Tr‐FIA)进行实验室检测,保证了筛查实验的灵敏度和有效性;国内首家参加美国 CDC 新生儿疾病筛查质量评价计划,确保大批量筛查标本操作的可信性及筛查实验室的稳定性和均一性;是国内首个开通新筛标本专收专递系统的城市,保证了筛查标本递送的及时性;首家引入串联质谱技术用于遗传代谢病筛查,提升了新生儿遗传代谢病筛查能力,扩展了病种;也是首个救助 PKU 患儿至成人的城市;在新生儿疾病筛查领域的两次国际合作(1992 年卫生部与 WHO 合作项目,1996 年中-芬新生儿疾病筛查合作项目)中均为技术牵头单位,为推动我国新生儿疾病筛查健康有序发展作出很多贡献。新生儿疾病筛查的成果多次获得上海市的科技进步奖项。30 多年来上海已建立了一套由接产单位、定点检测机构、追踪随访机构及确诊治疗机构组成的筛查网络。全市的 80 家接产单位作为开展新生儿遗传代谢病血片采集和送检单位,3 家由上海市卫生行政部门指定的筛查中心(上海市儿童医院新生儿筛查中心、上海市儿科研究所新生儿筛查中心和复旦大学附属儿科医院新生儿筛查中心)承担实验室检测、阳性病例确诊和治疗工作。而对于筛查阳性召回困难的病例,则由 17 个区县妇幼保健所和近百家社区服务中心负责上门家访追踪随访。3 家新生儿筛查中心还负责对本市新生儿疾病筛查人员培训、技术指导、质量管理和相关的健康宣传教育,并承担有关信息的收集、统计、分析、上报和反馈工作。上海市出生缺陷办公室承担上海市新生儿筛查网络的协调和质量管理。新生儿疾病筛查项目纳入上海市妇幼三级随访和网络管理,由全市 300 多家社区卫生服务中心的人员上门追访筛查阳性患儿,确保对患儿进行及时的治疗和干预,充分体现了上海市公共卫生服务平台的公平性和有效性。

筛查费用由上海市生育保险支付,2009 年起陆续列入各区免费公共医疗服务项目;PKU 患儿则由政府协调建立社会慈善救助,分别由上海市少儿住院医疗互助基金和市慈善基金会提供帮困救助至 18 岁,确保了病患的治疗。自 2018 年 4 月起,PKU 患儿治疗用特殊医学用途配方食品纳入上海市基本医疗保险支付范围,按自然年度 0.8 万~1.2 万元不等定额标准支付。30 年来,近万例患儿通过新生儿疾病筛查得到了早期诊断和治疗,避免或减轻了智能障碍及体格发育的障碍,减轻了这些家庭和社会的经济负担。

新生儿疾病筛查取得的成果和成效,多次获得上海市科技进步奖。

2008—2017 年 10 年间,上海共筛查 200 多万新生儿,平均筛查率为 97.2%,确诊患儿 3 683 例,得出上海地区 CH 患病率 1/1 989(1 010 例),PKU 1/11 816(170 例),G6PD 缺乏症 1/840(2 393 例),CAH 1/20 925(96 例),所有患儿在出生后 10~20 天均得到及时的治疗和干预,避免了家庭和社会的悲剧。另外,通过家长自愿选择开展的串联质谱对遗传代谢病的筛查,得到上海地区的氨基酸代谢病、有机酸代谢病和脂肪酸氧化代谢病的总体患病率为 1/4 000~

1/5 000。

　　在前期大量预实验基础上,上海正酝酿全市范围内增加串联质谱扩大新生儿疾病筛查项目的开展。溶酶体贮积病及严重联合免疫缺陷病等的新生儿疾病筛查也在研究中。

七、问题与展望

　　新生儿疾病筛查工作是一个涉及多个机构、多个环节的系统工程,单靠某一个部门或单位是无法实现的。新生儿疾病筛查网络的建立和良好运行是实现筛查目的的有力保证。任何环节的纰漏均将影响患者的检出和治疗效果。为实现筛查目标,规范各个环节的工作质量,卫生部于 2004 年出台了《新生儿疾病技术规范》,并于 2010 年对此技术规范进行修订和补充,旨在对筛查进行"全面质量管理",包括新生儿采血前的知情告知、血标本的采集、递送、验收、保存、实验室检测、实验结果的分析复查、进一步明确诊断到治疗、随访的整个过程的每一个环节和步骤。但我国人口众多,各地区发展极不平衡。有的采血机构不愿送检标本,有的地区未经卫生行政部门审批建立多个筛查检测机构,甚至有的商业实验室也涉足新生儿遗传代谢病检测领域,将新生儿疾病筛查工作等同为医院检验科工作,只筛不治,纯粹以经济利益为导向,严重影响到筛查目标的实施。因此,应严格执行《新生儿疾病管理办法》,加强对新生儿疾病筛查工作管理,确保机构、人员准入质量。在早期,美国的医院实验室、商业实验室和公共卫生实验室均可提供新生儿疾病筛查检测服务,但前二者往往更注重于经济效益,近年来由各州政府所属的公共卫生实验室成为筛查服务的主要提供者。因此在强调新生儿疾病筛查最终目的是治疗,防止出现重筛查轻治疗,重经济效益轻社会效益等现象的同时,建议对我国新生儿疾病筛查要科学管理,尽早全面纳入国家公共卫生范畴;对筛查中心定期进行全面评估和督导,并加强对新生儿疾病筛查的宣传工作,得到全社会重视,使新生儿疾病筛查工作逐步与预防接种一样普及。

　　新生儿疾病筛查是在患儿未出现临床症状前,由实验明确诊断,即筛查结果为唯一指征,因此筛查实验室的质量是关键。而筛查实验室每年有一定标本量的保证,才能保障实验室的质量以及后续临床治疗质量。标本量过低,则没有阳性病例的经验积累,容易造成漏筛或漏治现象出现。我国《新生儿疾病筛查技术规范》中明确了筛查检测机构最低的年筛查量为 3 万。若一个地区的筛查标本未达到 3 万,可先将采集标本送有资质的筛查实验室检测,同时加强健康教育,等达到 3 万标本量时再建立本地区的筛查中心。这是卫生行政部门在组建本地区筛查中心时首先需要考虑的。但是,据统计,2017 年我国仍有 25% 的筛查实验室的年筛查量小于 3 万。因此地区卫生行政部门要加强对筛查中心和筛查实验室的准入,确保新生儿疾病筛查工作保质保量地进行。当然,随着技术的进步,实验室流程的自动化和管理信息化提高,筛查实验室的集中化是国际新生儿疾病筛查趋势,集中化标本检测不仅可以降低成本,大量节省实验室劳动力,同时也可提高筛查实验室的效率和质量,同时使实验结果更有保证。德国过去有20 个筛查检测机构,目前合并为 11 个;韩国由 70 个实验室合并为目前的 20个,并将最终合并为 6 个;墨西哥从早期的 100 家实验室整合为目前 40 个,将继续整合至每省一个;而埃及国家只设立一个筛查检测机构,每年对 220 万新生儿进行检测,是全球最大的新生儿筛查实验室。我国目前经过审批的筛查实验室有 240 多家,并有逐步增加的趋势。随着对新生儿疾病筛查工作管理的加强,信息化提高及全自动化设备的应用,相信不久的将来,我国筛查实验室也会逐步整合。届时,筛查实验室集中化检测,筛查召回和随访依托妇幼保健三级网络,确诊的阳性患儿诊断和治疗由各地区的公立医院承担,而所有筛查流程可通过计算机网络进行全面的监控和管理。

(田国力)

参考文献

[1] Hoffmann GF, Lindner M, Loeber JG. 50 years of newborn screening [J]. J Inherit Metab Dis, 2014,37(2): 163 - 164.

[2] Villoria JG, Pajares S, Lopez RM, et al. Neonatal screening for inherited metabolic disease in 2016[J]. Semin Pediatr Neurol, 2016,23(4): 257 - 272.

[3] 徐艳华,秦玉峰,赵正言. 中国新生儿先天性甲状腺功能低下症与苯丙酮尿症筛查 22 年回顾[J]. 中华儿科杂志,2009,47(1): 18 - 22.

[4] Therrell BL, Padilla CD, Loeber JG, et al. Current status of newborn screening worldwide: 2015[J]. Semin Perinatol, 2015,39(3): 171 - 187.

[5] 中华人民共和国卫生部. 新生儿疾病筛查管理办法[J]. 中华儿科杂志,2009,47(9),672 - 673.

[6] 卫妇社发〔2010〕96 号. 新生儿疾病筛查技术规范(2010 年版)[S]. 北京 . 2010.

[7] 国家卫生计生委妇幼健康服务司,全国妇幼卫生监测办公室,中国出生缺陷监测中心. 中国新生儿遗传代谢病筛查年度报告 2017[R]. 北京,2018.

[8] Khneisser I, Adib S, Assaad S, et al. Cost-benefit analysis: Newborn screening for inborn errors of metabolism in Lebanon [J]. J Med Screen, 2015,22(4): 182 - 186.

[9] American College of Medical Genetics Newborn Screening Expert Group. Newborn screening: Toward a uniform screening panel and system executive summary [J]. Pediatrics, 2006,117(5): 296 - 307.

[10] Sahai I, Marsden D. Newborn screening [J]. Crit Rev Clin Lab Sci, 2009,46: 55 - 82.

［11］Downs SM，van Dyck PC，Rinaldo P，et al. Improving newborn screening laboratory test ordering and result reporting using health information exchange［J］. J Am Med Inform Assoc，2010，17：13 - 18.

［12］田国力，王燕敏，许洪平，等. 非衍生化串联质谱技术筛查上海部分地区新生儿遗传代谢病的回顾性分析［J］. 临床检验杂志，2016，34(12)：909 - 912. DOI：10. 13602/j. cnki. jcls. 2016. 12. 07.

［13］Fabie NAV，Pappas KB，Feldman GL. The Current state of newborn screening in the United States［J］. Pediatr Clin North Am，2019，66(2)：369 - 386.

［14］Thomas C，Mirallie S，Pierres C，et al. Neonatal screening of severe combined immunodeficiencies［J］. Arch Pediatr，2015，22，646 - 652.

［15］刘清明，田野，於娟娟，等. 新生儿听力与耳聋基因联合筛查随访研究［J］. 听力学及言语疾病杂志，2019，27(1)：20 - 24.

［16］Borghesi A，Mencarelli MA，Memo L，et al. Intersociety policy statement on the use of whole-exome sequencing in the critically ill newborn infant［J］. Italian J Pediatrics，2017，43(1)：100.

［17］Caggana M，Jones EA，Shahied SI，et al. Newborn screening：From Guthrie to whole genome sequencing［J］. Public Health Rep，2013，128(Suppl 2)：14 - 19.

［18］Dhondt J L. Expanded newborn screening：social and ethical issues［J］. J Inherit Metab Dis，2010，33(Suppl2)：S211 - 217.